Haase
Ehrenberg/Schweizer

Lösungstherapie
in der Krankengymnastik

FACHBUCHREIHE KRANKENGYMNASTIK
Physikalische Therapie – Prävention – Rehabilitation
Herausgeberin Asta von Mülmann

Haase
Ehrenberg/Schweizer

Lösungstherapie
in der Krankengymnastik

Pflaum Verlag München

Autoren:

Hedi Haase, Goslar
Hilla Ehrenberg, Würzburg
Marianne Schweizer, Ettlingen

unter Mitarbeit von
Hanna Holland-Cunz, Baunatal

CIP Kurztitelaufnahme der deutschen Bibliothek:

Haase, Hedi:
Lösungstherapie in der Krankengymnastik / Hedi Haase. Autoren: Hedi Haase... Unter Mitarb. von H. Holland-Cunz. – München : Pflaum, 1985.
 (Fachbuchreihe Krankengymnastik)
 ISBN 3-7905-0455-6

Copyright 1985 by Richard Pflaum Verlag KG München.
Alle Rechte, insbesondere die der Übersetzung, des Nachdrucks, der Entnahme von Abbildungen, der Funksendung, der Wiedergabe auf fotomechanischem oder ähnlichem Wege und der Speicherung in Datenverarbeitungsanlagen, bleiben, auch bei nur auszugsweiser Verwertung, vorbehalten.
Satz: Kösel, Kempten
Druck: Pflaum, München
Aufbinden: Sellier, Freising

Inhaltsverzeichnis

Geleitwort 9
Vorwort 11

I   Einführung (H. EHRENBERG)

  1 Behandlungsziel 13
  2 Behandlungsprinzip 13
  3 Begriffe der Arbeitsweise 15
  4 Regeln zur Schulung der Wahrnehmungsfähigkeit 16
  5 Kontrollen 18

II Techniken (H. HAASE)

  1 Behandlungsaufbau 20
  2 Lagerungen mit Schulung der Wahrnehmungsfähigkeit für «Hülle und Raum» 21
  3 Tastarbeit 25
    3.1 Allgemeine Tastarbeit 25
    3.2 Spezielle Tastarbeit 27
  4 Abhebeproben 28
  5 Lagern durch Behandler (Schnelles Lagern) 36
  6 Hilfsgriffe 37
    6.1 Hängegriffe / Packegriffe / Anhakstriche 37
    6.2 Selbstbehandlung mit Hilfsgriffen 38
  7 Kopfarbeit 41

8	Dehnlagen	45
8.1	Beckenschaukel	45
8.2	Querbeindehnung	47
8.3	Knie-Fersensitz / Päckchen / Erweitertes Päckchen / Rutschhalte / Verdrehte Rutschhalte	49
8.4	Mondlage	54
9	Drehlagen	57
9.1	Untere Drehlage	57
9.2	Brustdrehlage	60
9.3	Rückendrehlage	64
10	Dehnlagen durch Abhängen vom Behandlungstisch	66
10.1	Rückwärtsabhängen	67
10.2	Seitwärtsabhängen	71
10.3	Vorwärtsabhängen	75
11	Rollenlagerungen	78
11.1	Lagerung auf kleiner Holzrolle	78
11.2	Lagerung auf zwei großen Rollen	79
12	Aktive Dehnungen	84
12.1	Rückstreckdehnung eines Beines	84
12.2	Kaulquappe	85
12.3	Aktive Beindehnung	86
12.4	Aktive Armdehnung	88
13	Passive Dehnungen	92
13.1	Unterschenkel anbeugen in Bauchlage	92
13.2	Kette	95
13.3	Passive Dehnung eines Armes	98
13.4	Passive Dreh-Dehnung der Körperseite vom Bein aus:	100
	1 Vorwärts Überkreuz	100
	2 Rückwärts Überkreuz	104
14	Verstärkte Dreh-Dehnlagen (Nur für Fortgeschrittene)	107
14.1	Schraube	107
14.2	Forelle	110
15	Das Gähnen	110
16	Vorschläge zur speziellen Tastarbeit	112
16.1	Vorschlag zum Tasten in der «unteren Basis»	112
16.2	Vorschlag zum Tasten in der «oberen Basis»	115
16.3	Vorschlag zum Tasten des Gesichtes	117

16.4	Vorschlag zum Tasten der Schale der «unteren Basis» und der Schale der «oberen Basis»	118
16.5	Vorschlag zum Tasten der Zehen	120
16.6	Vorschlag zum Tasten der Hand	121
16.7	Vorschlag zum Tasten der Achselhöhle	122
16.8	Vorschlag zum Tasten einer Extremität	123

III Organisation (H. HAASE)

Einzel- und Gruppenarbeit   127

IV Wirkungen (H. EHRENBERG)

1	Wachheit	128
2	Körperbild (Körperschema)	128
3	Vegetative Funktionen	129
4	Atmung	130
5	Muskelspannung (Muskeltonus)	131
6	Irritierende Reaktionen, die anfangs auftreten können	134
7	Neutrale Einstellung zum Körper und zur chronischen Krankheit	134

V Begegnung Patient/Krankengymnast in der Lösungstherapie (Suggestivanteil) (M. SCHWEIZER)   136

1	Einleitung	136
2	Gruppenbehandlung in neun Behandlungsfolgen (Allgemeine Tastarbeit und Dehnlagen)	139
3	Aspekte der Patient/Therapeuten-Beziehung in der Einzelbehandlung	148
4	Zusammenfassende Erfahrung in der Begegnung Patient/Therapeut	150

Literatur   153

Geleitwort

Die Autorin Hedi HAASE war langjährige Mitarbeiterin von Alice SCHAARSCHUCH. In dieser Zusammenarbeit hat sie in Einzel- und Gruppenarbeit diese Arbeitsweise an Ärzte, Angehörige Med. Assistenzberufe – vornehmlich Krankengymnasten – und an Patienten weitergegeben bzw. sie behandelt. Im Laufe der Zeit ist in ihrer Arbeit und in Zusammenarbeit mit der Arbeitsgemeinschaft Atemtherapie im Deutschen Verband für Physiotherapie / Zentralverband der Krankengymnasten e. V., folgendes entstanden:

a) Eine Erweiterung der Techniken besonders bei den Dehnungen und Lagerungen sowie den manuellen Techniken,

b) Eine Übernahme einiger Begriffe aus der krankengymnastischen Atemtherapie (EHRENBERG 1985).

Die ergänzende Arbeit schlägt sich auch in dem Namen «Lösungstherapie» nieder. Das Buch ist in Zusammenarbeit mit den Mitarbeiterinnen von Hedi HAASE, den Krankengymnastinnen Marianne SCHWEIZER und Hanna HOLLAND-CUNZ, sowie mit Hilla EHRENBERG (Organisation der Arbeitsgemeinschaft Atemtherapie) entstanden. Es will in seiner Bildfülle und subtilen Beschreibung der Behandlungsweise neben den Publikationen von Alice Schaarschuh – die nur einem eingeweihten Leserkreis verständlich waren – einen größeren Leserkreis erreichen. Dabei wurde versucht, die beobachteten Phänomene mit den heute bekannten Mechanismen der Sinnesphysiologie und der Psycho-Physiologie über das Entspannen zu deuten. Wir waren außerdem der Meinung, daß die Bezeichnung «Lösungstherapie» die Mißverständnisse ausräumen kann, die bei der Bezeichnung «Atem- und Lösungstherapie» in Kreisen von Ärzten und Krankengymnasten entstanden waren. Man nahm an, daß mit dieser Methode ausschließlich Patienten mit Erkrankungen der Atmungsorgane behandelt werden könnten. Die Bezeichnung Atemtherapie hat dargestellt, daß die Konzentration auf die

Atmung – besser auf die Atemform, d. h. die Atembewegungen und den Atemrhythmus – ein ausgezeichnetes Mittel ist, um den gelösten Zustand schnell zu erreichen. Die Atembewegung ist also auch Mittel und nicht immer Behandlungsziel. Das Prinzip der Konzentration auf den Körper läßt sich auf viele andere Behandlungstechniken übertragen. Selbstverständlich werden Techniken dieser Arbeitsweise auch in der Behandlung von Erkrankungen der Atmungsorgane angewandt.

H. Ehrenberg

Vorwort

Die Lösungs- und Atemtherapie wurde in den Zwanzigerjahren des Jahrhunderts von Alice SCHAARSCHUCH entwickelt, dann bis zum Lebensende dieser genialen Frau zu Beginn der Achtzigerjahre weiterentwickelt und geistig so vertieft, daß sie durchaus auch in meditative Bereiche vordrang. Ich hatte das große Glück, vierzehn Jahre lang in einer gemeinsamen Praxis mit Alice Schaarschuch zusammen zu arbeiten. In diesen Jahren wuchs ich mehr und mehr in die Lösungs- und Atemtherapie hinein, und aus der Arbeit nur am Patienten entstand schließlich die Fortbildungsarbeit für Krankengymnasten.

In das vorliegende Buch «LÖSUNGSTHERAPIE» wurde die Lösungs- und Atemtherapie von Alice SCHAARSCHUCH nun als Grundlage übernommen. Durch die Fortbildungsarbeit – seit ca. 1970 – ergab es sich, die Therapie den neuen Gegebenheiten anzupassen. Es wurde notwendig, die «Techniken» der Arbeit nicht nur zu erweitern, sondern sie auf eine solide praktische Grundlage zu stellen. Meine Absicht war, daß nicht nur jeder dazu ausgebildete Behandler sie anwenden könnte, sondern daß auch jeder Patient, der einmal nach dieser Methode behandelt wurde, mit ihr umzugehen lernt. Deshalb wurde im praktischen Teil – neben den vielen Fotos – bewußt eine Sprache angewendet, die nicht nur für den Patienten verständlich ist, der das Buch als Nachschlage- und Erinnerungsmöglichkeit benutzt, sondern auch dem Behandler Anregungen gibt, sich dem Patienten in dessen Sprache verständlich zu machen.

Wesentlichen Anteil am Zustandekommen dieser Aufzeichnungen hat ganz besonders Frau Hilla EHRENBERG, nicht nur dadurch, daß sie ständig zu dieser Arbeit drängte, sondern vor allem dadurch, daß sie mit Rat und Tat einen erheblichen Anteil zum Gelingen beitrug. Ihr besonders möchte ich von ganzem Herzen für ihre große fachkundige Hilfe danken, für den Aufwand an Zeit und Mühe und für ihr Interesse in beruflicher und menschlicher Hinsicht.

Weiterhin gilt mein Dank meinen Mitarbeiterinnen Marianne SCHWEIZER und Hanna HOLLAND-CUNZ, die in unermüdlicher verständnisvoller Hilfe mir bei den Fotos und Texten zur Seite standen. Ich bin glücklich, in ihnen zwei Nachfolgerinnen gefunden zu haben, die das Prinzip der Lösungstherapie zur Grundlage ihrer eigenen beruflichen Arbeit gemacht haben und erkennen, daß es hier um mehr geht als nur um die Beherrschung einer Technik.

Hedi HAASE

I. Einführung

H. Ehrenberg

1. Behandlungsziel

Es ist das Ziel, den Patienten in einen psycho-physisch gelösten bzw. entspannten Zustand zu bringen, der folgendes bewirken kann:

a) Die Körper- und Atemmuskulatur werden in die normale Grundinnervation, d. h. den normalen Grundtonus für ökonomische Bewegungsabläufe gebracht, ein Vorgang, der auch als Spannungsregulation bezeichnet wird. Die Spannungsregulation der Muskeln ist eine wichtige Voraussetzung für die Ökonomie der Bewegungsabläufe, d. h. für ein optimal gesteuertes Zusammenspiel von Synergisten und Antagonisten bei willkürlich intendierten Bewegungen.

b) Das Körper- und Bewegungsempfinden bzw. die Körperwahrnehmung von Patienten, die immer zu stark innervieren, wird so geschult, daß sie sich mit nur so viel Muskelaktivität bewegen als erforderlich.

c) Menschen werden befähigt, in psychisch belastenden Situationen gelassener zu reagieren.

2. Behandlungsprinzip

Das Behandlungsprinzip besteht in der Konzentration auf den Körper und in der Verarbeitung von Sinneseindrücken aus dem Bereich der Oberflächen- und Tiefensensibilität. «Nur durch Vermittlung der Sinnesorgane erhält unser Bewußtsein Kunde von der Umwelt und von den Vorgängen in unserem Körper. Bestimmte auf unseren Körper treffende oder in unserem Körper entstehende

Energieformen bzw. chemische und physikalische Zustandsänderungen – die Reize – werden von den Sinnesorganen in Erregungen verwandelt, die dem Gehirn zugeleitet werden.» Die Physiologen sprechen von Sinnesmodalitäten, die an die verschiedenen Sinnesorgane gebunden sind.

«Sehen – Auge / Hören – Ohr / Geschmack – Zunge / Geruch – Riechschleimhat der Nase / Tastmodalität, Temperaturmodalität – lokalisiert in der Haut / Schmerzmodalität, die über den ganzen Körper ausgebreitet ist / der Kraftsinn / der Muskelsinn» (RUMBERGER, 1982).

Die Sinnesreize, die über unseren Körper informieren, werden dem Bewußtsein also einerseits von Druck-, Berührungs-, Temperatur- und Lagerezeptoren in der Haut und andererseits von Rezeptoren aus tieferen Schichten des Körpers, d. h. aus den Muskeln, den Gelenken, den Eingeweiden vermittelt. Die Gesamtheit dieser Modalitäten wird als somatoviscerale Sensibilität zusammengefaßt (SCHMIDT, 1972).

In der subjektiven Sinnesphysiologie und in der Wahrnehmungspsychologie wird zwischen Sinnesempfindung und Wahrnehmung unterschieden (SCHMIDT, 1973, HAJOS, 1972). Die Sinnesempfindung bzw. der Sinneseindruck, den der Mensch empfängt, wird von ihm in Erfahrenes und Erlerntes eingeordnet. Es wird dann aus der Empfindung eine Wahrnehmung, z. B. «ich sehe eine blaue Fläche, in die runde weiße Flächen verschiedener Größe eingelagert sind». Dieser Sinneseindruck wird durch Deutung zur Wahrnehmung «am Himmel stehen Wolkenhaufen» (SCHMIDT, 1972). Die Deutung kann allerdings bei den Menschen – je nach dem Erlernten – verschieden sein.

In der Lösungstherapie wird Empfinden und Wahrnehmen – ähnlich wie im alltäglichen Sprachgebrauch – synonym verwandt. Bei der Konzentration auf den Körper wird besonderer Wert auf die Wahrnehmung der Atmung bzw. das Empfinden von Atembewegungen und Atemrhythmus (sog. Atemform) gelegt. In der Lösungstherapie wird also ein gesteigertes Sinnenempfinden für den Körper beim Ruhen und beim Bewegen entwickelt. Diese Arbeitsweise wird heute als Schulung der Wahrnehmungsfähigkeit bzw. Körperwahrnehmung bezeichnet. In der Lösungstherapie wird diese Körperwahrnehmung durch die sogenannte Tastarbeit systematisch entwickelt, die alle Behandlungstechniken begleitet und im Sinne des Lösens fördert. Die Tastarbeit ist aber auch als eine für sich allein stehende Technik anwendbar und kann dann zu einer besonders vertieften Wahrnehmung führen.

Bei der Tastarbeit unterscheiden wir:

a) Allgemeine Tastarbeit

– Wahrnehmen von Körperstellungen im Liegen und Sitzen, später auch im Gehen und Stehen in ihrer Berührung und Annäherung zur Unterlage und Wahrnehmen der Gliedmaßen in ihrer Anordnung zum Rumpf.
– Wahrnehmen des «Sinkens» bei allen Techniken, bei denen sich der Übende der Schwerkraft überlassen muß, z. B. bei den Lagerungen, bei Abhebeproben bzw. Abheben, bei Dehnlagen und beim Abhängen von der Behandlungsbank.
– Wahrnehmen von evtl. noch vorhandenen, bislang nicht bewußten Muskelanspannungen z. B. im Gesicht (Lippen – Zähne – Augenlider zu fest aufeinander / Zungenspitze am Gaumen fixiert), oder im Schulter-Armbereich (Festhalten der Schultern / Faustschluß), oder im Becken-Beinbereich (Beckenboden-Gesäßspannung).
– Wahrnehmen des Körperzustandes vor und nach Anwendung der Techniken (s. I/4/5 Regeln zur Wahrnehmungsschulung und Kontrollen).

b) Spezielle Tastarbeit

– Wahrnehmen von Körperbereichen, die als «Räume» empfunden werden können – Becken-Bauchraum und Kopfraum – und die von A. Schaarschuch als «untere Basis und obere Basis» bezeichnet wurden.
– Wahrnehmen von Gliedmaßen bzw. einzelner Teilabschnitte davon und/oder Gelenken in ihrem Gewebszustand, den knöchernen Verbindungen und in ihrer Beziehung zu angrenzenden Körperabschnitten.

3. Begriffe der Arbeitsweise

Bevor auf Einzelheiten in der technischen Anwendung der Lösungstherapie eingegangen wird, müssen Begriffe der Arbeitsweise abgeklärt werden. Diese Begriffe haben sich im Laufe von Jahrzehnten aus der praktischen Arbeit heraus gebildet. Sie erheben keinen Anspruch auf anatomische Genauigkeit, sondern sind in ihrer bildhaften Ausdrucksweise dem laienhaften Verständnis der Patienten angepaßt. Sie erleichtern – auch durch ihre Bezeichnung – die Verständigung vom Behandler zum Patienten. Durch die bildhaft empfundenen Vorstellungen wird die Konzentration auf den Körper, und damit die Wahrnehmungsfähigkeit gefördert, was wesentliche Voraussetzung für die Lösungstherapie ist.

Nachfolgend werden einige Begriffe, die immer wieder in der Lösungstherapie auftreten, kurz erklärt:

- «Hülle» bedeutet Körperbegrenzung, die aus Haut, Muskeln und Knochen des Rumpfes und der Gliedmaßen, sowie des Kopfes besteht.
- «Raum» meint den inneren Körperraum.
- «Untere Basis» ist der Raum im Becken-Bauchbereich, spürbar durch die dort von innen her empfundenen Atembewegungen.
- «Obere Basis» ist der Raum im Kopfbereich und zwar der Nasenrachen-Raum bis zum Mund-Schlundbereich, spürbar über das Gähnen und vertieft über die Wahrnehmung mit der speziellen Tastarbeit.
- «Tasten» meint die Technik des Wahrnehmens (Tastarbeit).
- «Sinken lassen» meint das gelöste Überlassen des Körpers bzw. einzelner Abschnitte an die Schwerkraft. Es hat nichts zu tun mit dem sog. «schwer machen» und ist auch keine abrupte Erschlaffung wie beim «fallen lassen».

4. Regeln zur Schulung der Wahrnehmungsfähigkeit bzw. der Körperwahrnehmung

Bei der gesammelten und konzentrierenden Einstellung des Übenden auf den Körper sind folgende Regeln zu beachten:

4.1 Erfahren der «Ausgangssituation», d. h. «Sichwahrnehmen» in der Art des Sinkenlassens auf die Unterlage, oder wie der Übende sein Körpergewicht in Richtung Unterlage abgeben kann. Da meist zunächst die Rückenlage gewählt wird, soll er wahrnehmen, wie ihm das möglich ist.
Das Erfahren der «Ausgangssituation» ist unbedingte Voraussetzung für das vergleichende Wahrnehmen nach der Behandlung mit einer der verschiedenen Techniken. Der Patient bzw. Übende erhält dadurch eine Bezugsmöglichkeit für die anschließenden Körperkontrollen.

4.2 Seitendifferentes Behandeln (so weit möglich), um im Seitenvergleich eine deutlichere Wahrnehmung für Veränderungen des Körperzustandes zu haben.

4.3 Vergleichende Wahrnehmung nach der Behandlung in der Ausgangslage. Zuerst wird der Übende nach dem Empfinden im behandelten Körperabschnitt befragt, um noch eine Weile auf diesen Körperteil konzentriert zu sein = sog. Nachspüren. Erfahrungsgemäß werden veränderte Empfindungen im behandelten Körperteil beobachtet. So ist z. B. nach Wahrnehmung der Atembewegung im Lumbalbereich ein besseres Abgeben der Lendenwirbelsäule zur Unterlage zu spüren. Bei längerer Betrachtung werden solche Empfindungen deutlicher und vielfältiger. Ein Wärmeempfinden kann hinzu kommen, und diese Empfindungen weiten sich u. U. auf den ganzen Körper aus. Der Übende gibt z. B. ein bequemeres Liegen und eine angenehme Wärme an.

Wenn seitendifferent gearbeitet wurde, soll der Patient
- zunächst nur auf der behandelten Körperseite den geübten Körperabschnitt im Vergleich zur Ausgangssituation betrachten, wobei sich die Empfindung auf die ganze Körperseite auswirken kann, (Generalisation).
- erst danach wird zwischen der behandelten und nicht behandelten Körperseite verglichen.

Wenn der Übende, was anfangs häufig der Fall ist, wenig über seine Wahrnehmungen aussagen kann, werden ihm vom Behandler einige Empfindungsqualitäten in relativ schneller Folge zur Wahl gestellt, z. B. in bezug auf Gewicht, Temperatur, Lage, Größe u. a. Der Übende kann dann unter den angebotenen Adjektivpaaren z. B.
- hoch-tief / weit-eng / hell-dunkel / warm-kalt / leicht-schwer / lang-kurz / dick-dünn / weich-hart /

wählen und erfährt, welche Sinneseindrücke entstehen können. Er lernt, seine Empfindungen auszudrücken und findet evtl. eigene, treffendere Beschreibungen.

Die Empfindungen bzw. Wahrnehmungen sind bei den Patienten häufig verschieden, d. h. der eine Patient empfindet bei gleicher Übungsbehandlung z. B. die behandelte Seite nach der Behandlung schwer, der andere leicht, oder der eine fühlt die behandelte Seite warm, der andere kühl. Die Art der Empfindung ist nun nicht das Entscheidende, denn die Körperempfindungen sind entsprechend dem Körperzustand, abhängig von Ausgangssituation und Therapie-Fortschritt, unterschiedlich. Viel wichtiger ist, daß aus den Äußerungen des Patienten hervorgeht, daß er Körperempfindungen wahrnimmt, und diese auch so ausdrückt, wie er sie spürt.

Gelegentlich gibt es Patienten, die über ihre Sinneseindrücke nachgedacht haben und sofort in etwas Bekanntes, d. h. eine Körperfunktion einordnen, z. B. bei Wärme- oder Strömungsempfinden von besserer Durchblutung sprechen. Dieses wahrnehmende Einordnen ist anfangs nicht erwünscht und entwickelt die Körperwahrnehmung nicht so echt und gründlich wie das Mitteilen der spontanen Empfindung, was ja physiologisch und psychologisch vor der Wahrnehmung (Einordnen in Erlerntes / I/2) liegt. Aus diesem Grunde ist es auch falsch, wenn der Behandler den Patienten auffordert – «denken Sie», – anstatt – «nehmen Sie wahr oder spüren Sie»! – Der Begriff Denken bezeichnet einen Verstandesvorgang und ist für das kinaesthetische Bewußtmachen des Körpers ungeeignet.

5. Kontrollen

Nach Anwenden einer Technik können sog. Kontrollen vorgenommen werden: z. B.

5.1 Fragen nach dem Raumempfinden der «unteren Basis» d. h., ob der Übende schon ein Empfinden für die Atembewegungen im Becken-Bauchraum hat.

5.2 Prüfen des Tastsinnes der Hand und der Finger nach einer Armbehandlung z. B. den Übenden einen Stoff fassen und darüber streichen lassen (z. B. seine Kleidung / Teppichboden) oder seine Haut mit den Fingerspitzen berühren lassen (z. B. seine Wange) und zwar zuerst mit der geübten / behandelten Hand und dann mit der nicht geübten. – Im positiven Fall ist die Tastempfindung der Finger des geübten Armes sensibler und feiner.

5.3 Bewegungsproben mit den Gliedmaßen nach Arm- und Beinbehandlung, vergleichend zwischen geübter und ungeübter Seite; beim Bein zusätzliche vergleichende Proben unter Belastung im Gehen und Stehen. Im positiven Fall wird die Gehbewegung im geübten Bein als leichter (müheloser) gegenüber dem nicht geübten Bein empfunden. Das Gleichgewicht im Einbeinstand ist auf dem geübten Bein sicherer zu halten als auf dem ungeübten.

Obwohl das leichtere Bewegen und Halten nach dem Üben das Ziel ist, kann sich zunächst noch ein Gefühl bzw. Empfindung der «Schwere» ergeben. Das geschieht häufig, wenn der Übende vor der Behandlung sehr angespannt war. Dann ist nach unserer Meinung der psycho-physisch gelöste Zustand noch nicht erreicht.

II. Techniken

H. Haase

1. Behandlungsaufbau

In der Lösungstherapie, die ja wie eingangs bereits erwähnt, aus der Lösungs- und Atemtherapie von A. Schaarschuch entwickelt wurde, sind praktische Regeln von dorther für den Behandlungsaufbau übernommen worden. Zum wichtigsten Behandlungsprinzip gehört das Lenken der Aufmerksamkeit, was als **Tastarbeit** bezeichnet wird. Dabei wird die allgemeine von der speziellen Tastarbeit unterschieden. Wir beginnen stets mit der allgemeinen Tastarbeit, d. h. dem Wahrnehmen und der Erarbeitung der «unteren Basis», d. h. mit dem Erspüren der sich nach unten in den Becken-Bauchraum ausweitenden Atembewegungen. Auf diesen Vorgang, der sich wie ein «roter Faden» durch die ganze Therapie hinzieht, wird der Patient bzw. Übende immer wieder hingewiesen, sowohl in der Ruhelage als auch bei den verschiedenen Dehnlagerungen und -übungen, sowie in jeder angewendeten Behandlungsmaßnahme.

Mit dem Lenken der Aufmerksamkeit auf diese Atembewegungen erfährt der Übende zunächst ein Wahrnehmen seiner «Hülle» und durch geeignete verbale Führung des Behandlers einen Zugang zum «Raum der unteren Basis».

Es hat sich seit Jahrzehnten erwiesen, daß man um so besser Spannungen lösen und sich sinken lassen kann (auf die Unterlage oder auf die Hände des Behandlers), je sicherer man bereits die untere Basis als Raum spürt, und damit auch die Atembewegungen dort empfindet. Darum wird in den ersten Behandlungstagen größter Wert darauf gelegt, sich diese Region bewußt zu machen, anders gesagt: sie bewußt wahrzunehmen.

Erst wenn die untere Basis als Raum vom Patienten gespürt werden kann, beziehen wir den Raum der oberen Basis in den Behandlungsablauf mit ein, was meist nach wenigen Tagen möglich ist. Hieraus erst kann sich ein Gespür entwickeln, daß die sog. obere Basis, der «Raum» im Kopf (Nasenrachenraum, Mund-Schlundgebiet) korrespondierend mit der unteren Basis in Beziehung steht. Die einfachste Methode, dies zu erleben, ist das Gähnen, und zwar das in aller Natürlichkeit zugelassene. Um dieses Erleben vorzubereiten und zu fördern, wird von Anfang an zum Gähnen ermuntert. Mit fortschreitender Behandlung und Lösung wird der Patient erfahren, daß sich das wohltuende, öffnende Gähnen spontan von selbst einstellt.

2. Lagerungen mit Schulung der Wahrnehmungsfähigkeit für «Hülle und Raum»

Ausgangslagen zur Schulung der Wahrnehmungsfähigkeit für Hülle und Raum sind Rückenlage, Bauchlage und Seitlage.

Rückenlage

Die Rückenlage mit gestreckten Beinen ist für viele anfangs schwierig. Es können Beschwerden durch «hohles Kreuz», mangelnde Streckfähigkeit der Knie, «drückenden Hinterkopf», vorstehende Schultern, (die nicht bodenwärts sinken) auftreten. Wesentliche Ursachen hierfür sind mangelnde Streckfähigkeit der Hüftgelenke mit korrespondierender Hyperlordose der Lenden- und Halswirbelsäule, sowie evtl. schon fixierter Brustkyphose mit verkürztem M. pectoralis. Trotzdem wird die Rückenlage für das vergleichende Wahrnehmen als Ausgangssituation gewählt. Auch bei den angegebenen Schwierigkeiten sollten die Kniegelenke nicht durch Rollen oder Kissen unterstützt werden, weil bei Beugestellung der Hüftgelenke mit der daraus folgenden Rundung der Lendenwirbelsäule ein wirkliches Absinken der LWS nicht nur vorgetäuscht, sondern sogar verhindert wird. Für ein erleichtertes Liegen sollte anfangs falls notwendig ein Kissen unter den Kopf gelegt werden. Das kann häufig, aber nicht immer nach einigen Tagen weggenommen werden.

Bauchlage

Die Atembewegung im Lendenwirbelsäulen-Bereich ist am deutlichsten wahrnehmbar, wenn beide Arme lang neben dem Körper liegen. Wenn das bei einzelnen Patienten schlecht möglich ist, z. B. wegen eingeschränkter Drehfähigkeit der Halswirbelsäule, darf eine Hand unter den Kopf gelegt werden, oder wie es dem Patienten/Übenden bequem ist.

Seitlage

Falls notwendig darf ein Kissen in den Winkel zwischen Kopf und Schultergürtel gelegt werden.

Diese 3 Lagen, vornehmlich die Rückenlage, sind die Ausgangslagen für die Schulung der Körperwahrnehmung für Hülle und Raum. Durch geeignete Fragen wird die Lenkung der Aufmerksamkeit des Patienten oder der Gruppe geleitet, um zu erspüren, wie sich der Körper der Schwerkraft, d. h. der Unterlage überlassen kann. Dabei wird von Anfang an die Aufmerksamkeit besonders auf die Körperbereiche gelenkt, wo erfahrungsgemäß die Körperwahrnehmungsfähigkeit unvertrauter, bzw. durch starken Spannungszustand erschwert ist. Vornehmlich sind dies der Becken-Kreuzbein-LWS-Bereich, aber auch Schultergürtel-HWS-Kopf-Gebiet oder auch andere symptomatisch im Vordergrund stehende Körperregionen. Die Frage nach der gespürten Atembewegung wird ebenso von Anfang an beim Lenken der Aufmerksamkeit mit einbezogen.

Am Beginn einer Behandlung ist diese spürsam geführte Wahrnehmung zunächst im Sinne einer Bestandsaufnahme gedacht, um dem Patienten das Körperbild seiner Anfangssituation einzuprägen. Auf dieses anfänglich empfundene Körper- und Körperraumbild wird dann im Laufe der Behandlung immer wieder Bezug genommen, um im Vergleich zur Ausgangssituation die Veränderungen deutlich zu spüren.

Der Fragenkomplex für das Lenken der Aufmerksamkeit für die allgemeine Tastarbeit bezieht sich auf:

– Fragen nach Hülle
– Fragen nach Atembewegung und Raum der unteren Basis
– Fragen nach Atemform

In der speziellen Tastarbeit wird derselbe Fragenkomplex, aber in vertiefter und subtilerer Form angesprochen mit zusätzlicher Einbeziehung des Raumes der oberen Basis.

Fragenbeispiele in der allg. Tastarbeit nach Hülle

a) In Rückenlage:

– Wie kann ich mich auf den Boden niederlassen,
– Wie werde ich von der Unterlage aufgenommen,
– Wie kann ich mich als ganzer Mensch mit meinem ganzen Wesen in meine eigene «Körperschale» hineinsinken lassen?

(Mit «Körperschale» ist die aufliegende, untere Hälfte des Körpers gemeint – mit der Formulierung, als ganzer Mensch erreichen wir nach unserer Erfahrung, daß sich jeder Patient/Übende sinken läßt und auch ruhiger wird.)

b) In Bauchlage:

– Wie können meine Schultern und Arme sinken,
– Wie gelöst ist mein Gesäßbereich,
– Wie gelöst liegen meine Beine?

(Zusammenhang erspüren zwischen Gesäßspannung und Beinhaltung).

Fragenbeispiele in der allg. Tastarbeit nach Atembewegung und Raum der unteren Basis

a) In Rückenlage:

– Wo spüre ich die Bewegung meiner Hülle durch meine Atembewegung am deutlichsten,
– An der Bauchwand?
– An welcher Stelle der Bauchwand / in Nabelhöhe / unterhalb des Nabels / oberhalb des Nabels/?
– Legen Sie Ihre Hand an diese Stelle.
– Wie spürt meine Hand diese Atembewegung?
– Spüre ich die Atembewegung auch noch, wenn ich die Hand wegnehme?

Die hier angeführten Fragenbeispiele sind zunächst für den Anfang gedacht, um dem Übenden ein skizzenhaftes Bild von seinen Atembewegungen zu geben. Im Laufe der Behandlung werden solche Fragen immer differenzierter und lenken die Aufmerksamkeit auf den Raum. Um dem Patienten den Zugang zu einem Raumempfinden nahe zu bringen, sollten wir fragen, woran und von wo aus er das Bewegtwerden seiner Hülle ablesen kann:

– Spüren Sie, ob die Hülle von innen her durch die Atembewegung bewegt wird?

b) In Bauchlage:
- Wird der Lendenbereich durch die Atmung bewegt?
- Legen Sie eine Hand auf diese Stelle.
- Wie spürt meine Hand diese Atembewegung?
- Spüren Sie die Atembewegung auch noch, wenn Sie die Hand wegnehmen?
- Spüren Sie, ob die Hülle von innen her durch die Atembewegung bewegt wird?

Der Behandler leitet die Aufmerksamkeit des Patienten auf das Wahrnehmen der Bewegung der Hülle von innen in alle Richtungen und zunehmend auch beckenbodenwärts. So entwickelt sich das Raumempfinden der unteren Basis.

Fragenbeispiele in der allg. Tastarbeit nach Atemform

In Rücken- und Bauchlage sowie in jeder Lage und Stellung des Körpers.
- Können Sie die Ein- und Ausatembewegung in der unteren Basis spüren und betrachten ohne sich einzumischen?
- Können Sie das natürliche Ende Ihrer Ausatemphase wahrnehmen, ohne die Ausatmung abzukürzen oder zu verlängern?
- Können Sie nach dem Ausklingen der Ausatemphase den Beginn der folgenden Einatemphase wahrnehmen und warten, bis von Ihrem Körper her das Bedürfnis zum neuen Einatmen spürbar wird?
- An welcher Stelle Ihres Körpers spüren Sie den ersten Beginn dieser neuen Einatmungsphase?

Ist das Betrachten der Atemphasen, d. h. Zuschauen der Atembewegung durch Wiederholung vertieft wahrnehmbar, entsteht ein zunehmendes Empfinden dafür, daß der Ort für den spürbaren Atembewegungswechsel in der unteren Basis ist.

(Ein vollständiges Behandlungsbeispiel für die Schulung der Wahrnehmung mit der allgemeinen Tastarbeit ist unter IV «Wirkungen» /2, «Begegnung Patient/Krankengymnast» ausgeführt).

3. Tastarbeit

3.1 Allgemeine Tastarbeit

Das «Tasten», wie es in der Lösungs- und Atemtherapie von A. SCHAARSCHUCH verstanden wurde, und das wir in erweiterter Form in die «Lösungstherapie» übernommen haben, bedeutet eigentlich einen wahrnehmenden «Spaziergang» durch den Körper.

Das heißt: Ich, der Übende, will nicht etwas Bestimmtes bewirken, sondern mich absichtlich orientieren, was ich vorfinde. Dadurch dient das Tasten bzw. die Tastarbeit der Schulung des Wahrnehmungsvermögens nicht nur für Hülle und Raum, sondern auch für die Lagerung des ganzen Körpers, einer Körperhälfte, der Gliedmaßen, der Wirbelsäule, des Kopfes usw. Das Tasten bewirkt bis zu einem gewissen Grad eine Spannungsregulation. Es läßt sich deshalb sehr gut verbinden mit der Entwicklung und Ausübung verschiedener Lagerungen und sollte deshalb immer in irgendeiner Weise in alle Maßnahmen und Techniken der Lösungstherapie mit einbezogen werden. Darum muß immer wieder darauf hingewiesen werden, daß das Tasten – ein wesentlicher Bestandteil der Lösungstherapie – nicht nur als eine für sich allein stehende Technik oder Praktik anwendbar ist, sondern daß es als eines der Prinzipien dieser Therapie häufig «eingeblendet» werden sollte während einer Behandlung, während des Übens in Dreh- und Dehnlagerungen usw. Dabei hat die Erfahrung gelehrt, daß der Patient/ Übende zunächst vor allem mit seiner unteren Basis vertraut werden sollte, wonach ihm das Finden der Korrespondenz zwischen unterer und oberer Basis bald mühelos gelingen wird.

Mit der unteren Basis ist der innere «Raum» im Becken-Bauchbereich gemeint. Er reicht bis tief in den Beckenboden und wird umgeben von der Hülle: Vordere Bauchwand, hintere Bauchwand (Kreuzbein, Iliosacral-Gelenke, Beckenknochen, LWS) sowie die seitlichen Gewebsverbindungen zwischen Vorder- und Hinterwand. Nach unten (kaudal) wäre – von außen betrachtet – die Sitzfläche die Begrenzung. Nach oben (kranial) kann man sich den unteren Basisraum offen vorstellen, weitestens allerdings bis zum Taillengebiet.

Im allgemeinen ist es üblich, das Atmen wie eine Technik zu üben, es wird von Brust-, Flanken-, Rücken- und Bauchatem gesprochen. In Wirklichkeit wird dabei meist die Atmung hierhin und dorthin gelenkt.

In der Lösungstherapie gehen wir einen ganz anderen Weg: Durch das Tasten, durch die Schulung des Wahrnehmungsvermögens werden uns bestimmte Bereiche von Hülle und Raum bewußt, wodurch uns ziemlich schnell auch die Atembewegung in diesen Regionen bewußt wird, wobei wir uns dann diesen Raum ganz naiv als leer vorstellen, wie es ja auch empfunden wird. Dabei verfahren wir so, daß als Wichtigstes der untere Basisraum erlebt wird. Durch dieses Bewußtwerden und die damit verbundene Lösung in diesem Körperbereich wird die Atmung, d. h. die Atembewegungen, dorthin «gelockt».

Jetzt wird es sicher einsichtig, daß wir bei der «Hülle» der unteren Basis nicht nur an der vorderen Bauchwand arbeiten dürfen, sondern die sehr viel fixiertere hintere Bauchwand bedenken müssen: mit Lagerungen, Dehnungen, manueller Arbeit usw. Hierbei ist das häufig starre Gebiet der LWS-Lordose ganz besonders zu beachten. Sehr bald wird den Übenden bewußt werden, daß eine «fixierte» LWS-Lordose im allgemeinen kein unabänderliches Schicksal ist.

Hierbei ist nun das Tasten eine nicht verzichtbare Hilfe, denn es fördert das Wahrnehmungsvermögen. Die Erfahrung hat gelehrt, daß dort, wo unser Bewußtsein wach wird, Veränderungen stattfinden können.

Da die Lenden-Lordose Ursache für die mangelhafte Dehnfähigkeit der hinteren Bauchwand ist, wenden wir uns von Anfang an diesem Gebiet zu.

Eine subtile und trotzdem einfache Methode, die wir in der Gruppe schon am ersten Übungstag anwenden lassen, ist folgende: Der Patient liegt in Bauchlage und soll sich orientieren, ob seine Lendenwirbelsäule sich bei der Atmung bewegt, ob sie ein wenig hochgehebelt wird bei der Einatmung. Er darf dann auch durch Handauflegen eine kurze Kontrolle vornehmen. Nun wird der Patient aufgefordert, mit seiner Vorstellung an der Innenwand der LWS anwesend zu sein und jetzt ein «winziges Spürchen» einzuatmen, eine kleine Pause zu machen und dann weiter zu atmen. Wenn der Patient vor der Pause wirklich nur eine Winzigkeit einatmete, muß nach der Pause die Einatmung weitergehen, und zwar deutlich verstärkt, d. h. die Pause war eine Unterbrechung der Einatemphase. Kam nach der Pause beim Übenden ein Ausatmen, dann wird dem Patienten klargemacht, daß er vor der Pause nicht »ein halbes Fingerhütchen voll», sondern «einen halben Eimer voll» einatmete, also einen kleinen, aber wesentlichen Fehler machte, und folglich nach der Pause ausatmen mußte.

Dieser «Trick», mit Konzentration auf die Innenwand der LWS auf zwei Intervalle einzuatmen, führt sehr bald zu wachem Spüren in dem Gebiet, das gerade im Mittelpunkt der Behandlung steht. Übrigens sollte man während des Übens dieser Technik darauf hinweisen, daß der Patient nicht bei jeder Einatmung wie beschrieben verfahren sollte, sondern nur bei jeder zweiten bis dritten Einatmung, weil sonst eventuell eine Hyperventilation bewirkt werden könnte.

Nachdem dies in wenigen Minuten einige Male geübt wurde, sollte der Patient sich über die Wirkung äußern. Nach richtigem Üben sagen die Patienten aus, daß die Hülle und auch der Raum in diesem Gebiet, auf das die Aufmerksamkeit gelenkt wurde, – in diesem Falle der lumbale Bereich – sich deutlich größer, dehnfähiger, insgesamt bewußter fühlt. – Gegebenenfalls kann diese Technik auch in einem anderen Gebiet angewandt werden, z. B. am Kreuzbein oder wo jeweils eine kleine Hilfe zur Entwicklung des Körperbewußtseins angebracht erscheint.

Diese kleine Übung kann selbstverständlich auch in Seitlage vorgenommen werden. Sehr hilfreich ist es, sie vor und während einer Lagerung vorzunehmen, die aus der Seitlage entwickelt wird.

Für Asthmatiker (im anfallsfreien Intervall, höchstens mit leichter Atemerschwerung, obstruktive Bronchitiker evtl. mit Emphysem, Herzkranke), die auffällig kosto-sternale Atembewegung zeigen, ist diese kleine Technik außerordentlich hilfreich, zumal im gelösten Zustand Asthmatiker und Bronchitiker Sekret abräuspern, d. h. schonend abgeben.

3.2 Spezielle Tastarbeit

Eine vertiefte Tastarbeit ist die Möglichkeit des «speziellen Tastens», das häufig in Rückenlage vorgenommen wird, ohne daß unbedingt eine mit dem Tasten verbundene besondere Lagerung geübt wird.

Auch hier gibt es verschiedene Möglichkeiten: Das Tasten an der Innenwand der Hülle, z. B. im «unteren Basisraum», aber auch im «oberen Basisraum» (Kopf), bei Fortgeschrittenen auch im Thoraxraum. – Bei Fortgeschrittenen will heißen: Bei Patienten/Übenden, die absolut sicher ihre Atembewegungen in der unteren Basis spüren können und für die die Korrespondenz zwischen oberer und unterer Basis bereits eine Selbstverständlichkeit ist, so daß sie durch Tasten im Thoraxraum nicht in alte Gewohnheiten der kosto-sternalen Atembewegung zurückfallen.

Eine andere Möglichkeit des «speziellen Tastens» ist, sich im *Gewebe* tastend zu orientieren. Hierzu gibt es gute Gelegenheiten in den Gliedmaßen, auch in den Gelenken: Schultern-, Ellenbogen- und Handgelenke – und entsprechend Hüft-, Knie- und Fußgelenke. Finger und Zehen bieten eine Fülle von Tastversionen. Jeder Therapeut braucht sich nicht nur durch die hier angegebenen und durch Jahrzehnte bewährten Tast-Methoden und -Verläufe festlegen zu lassen, sondern sollte auch versuchen, aus der jeweiligen Situation, die ihm aus dem Zustand des

Patienten oder Fragestellungen der Gruppe entgegenkommen, eigene Ideen und Variationsmöglichkeiten zu entwickeln. Es bedarf hierzu allerdings doch einer langen Zeit der Übung und einer gewissen Sicherheit. Vor allem sollte man sich klar darüber sein, *warum* man *was* tut und *wie* man am besten vorgeht und nicht blindlings «in der Gegend» tasten lassen. Erfahrung am eigenen Körper ist hier der beste Lehrmeister.

Vorschläge zur speziellen Tastarbeit finden sich weiter hinten im Buch unter Techniken 16.

4. Abhebeproben

Es handelt sich um langsames Heben, langsames Bewegen und Ablegen von Gliedmaßen oder Rumpfabschnitten durch den Behandler unter Abgeben des Körpergewichtes an den Behandler, damit der Übende das Aufgeben seiner Muskelspannung deutlich wahrnehmen lernt. Nicht das Herausfinden der Bewegungsfähigkeit von Gelenken wird hierbei angestrebt, sondern es geht um die Wahrnehmung, in welchem Maße der Patient seine abgehobenen Gliedmaße dem Behandler überlassen kann, d. h. wie gut, mäßig oder wenig gut es ihm möglich ist, sich nicht in den Behandlungsablauf einzumischen, sondern sich sinken zu lassen. Hierzu ist äußerst wichtig, daß der Behandler die Bewegung sehr langsam und mit gesammelter Aufmerksamkeit ausführt, so daß weder dem Patienten noch dem Behandler auch nur das geringste Mitmachen oder Gegenspannen des Patienten im Bewegungsablauf entgeht.

Es sollte bei den Abhebeproben mit der Gliedmaße begonnen werden, die der Patient glaubt, am besten abgeben zu können (Arm oder Bein / rechte oder linke Seite).

Schon das Anheben des Unterarmes bis zum rechten Winkel und das anschließende Wiederablegen des Unterarmes auf die Unterlage (Oberarm bleibt dabei liegen) ist für den Patienten im allgemeinen schwierig. Hierbei wird der Unterarm vom Behandler so weit oberhalb vom Handgelenk unterstützt, daß die Hand ins Hängen kommen kann, und beim Ablegen ist an rechtzeitige Unterstützung der Finger zu denken, damit sie nicht auf der Unterlage auftauchen *(Abb. 1 und 2)*.

Diese Probe ist sozusagen ein Test für Patient und Behandler. Leichter ist es für den Patienten sich zu überlassen, wenn sein ganzer Arm vom Behandler aufgenommen wird (*Abb. 3*) und in kleinen Schritten nach außen in die Abspreizung gebracht wird bis zu einem Winkel von ca. 50° bis 60° und zurück.

Nach jedem dieser kleinsten «Schrittchen» den Arm wieder niederlegen, ohne daß der Behandler seine Hände wegzieht. Bei der Grifftechnik sollten die Daumen des Behandlers nicht zufassen, damit der Patient sich nicht gefesselt fühlt (*Abb. 1, 2* und *3*).

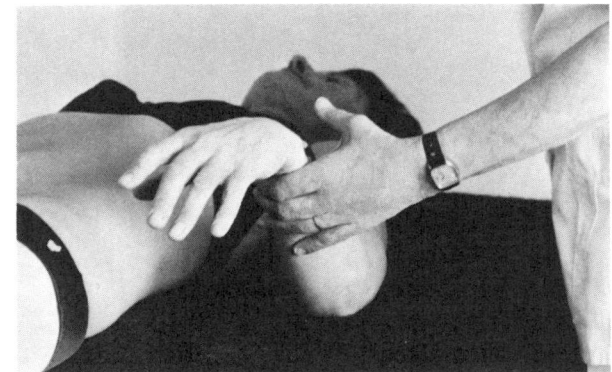

Abb. 1: Anheben des Unterarms bis zum rechten Winkel durch Behandler.

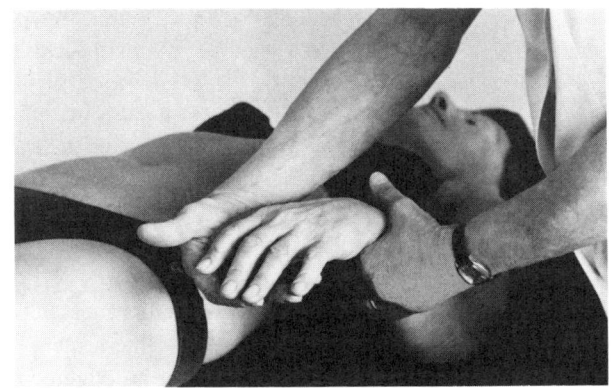

Abb. 2: Ablegen des Unterarms mit Unterstützung von Hand und Fingern.

Abb. 3: Abduktion des ganzen Arms in kleinen Schritten, nach jedem Schritt den Arm niedersinken lassen.

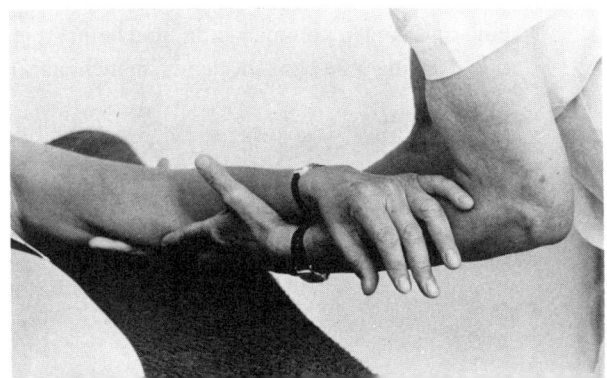

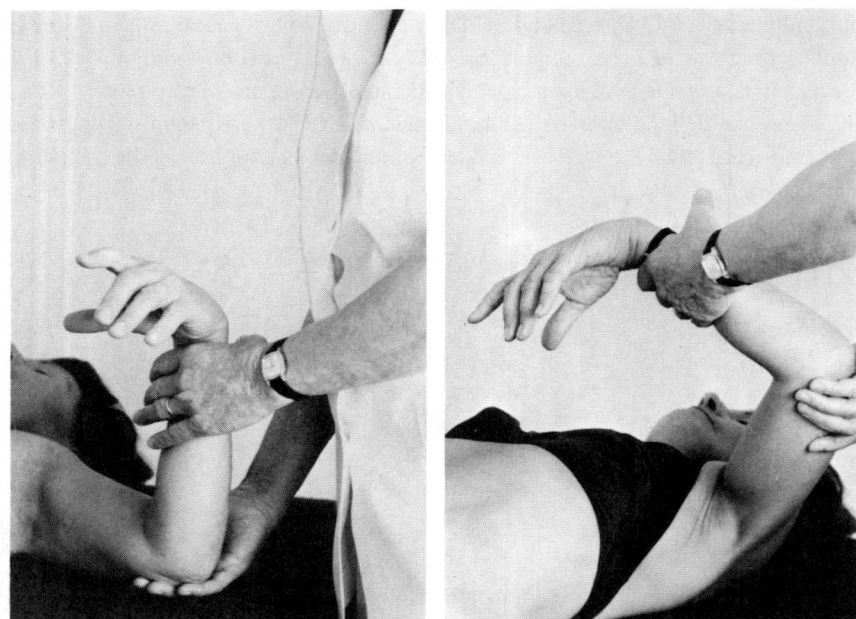

Abb. 4, 5 und 6 (unten): Vorbereitung zur Dehnung.

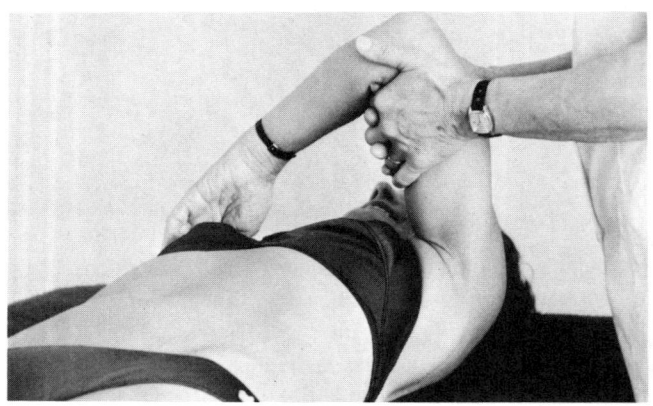

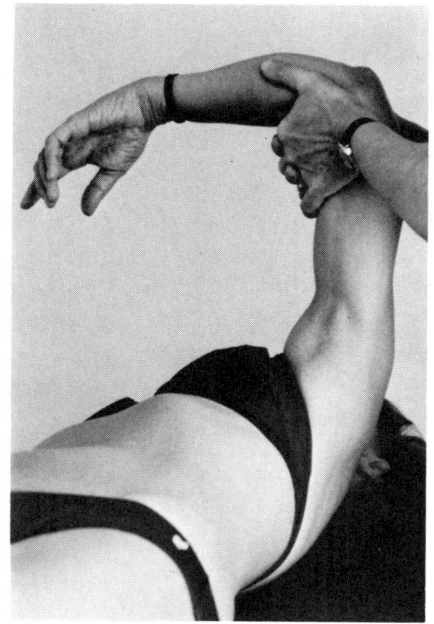 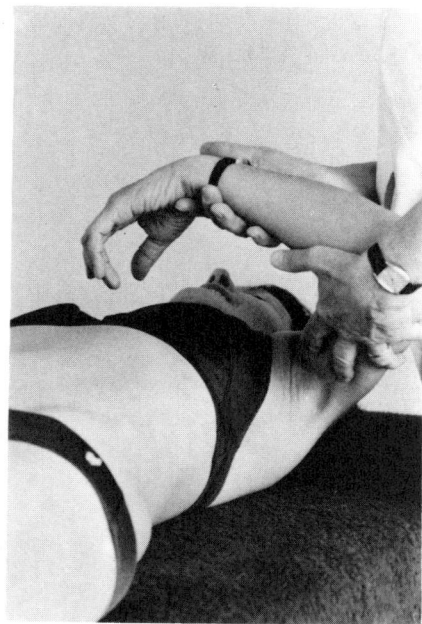

Abb. 7: Dehnung. *Abb. 8: Rückführung aus der Dehnung.*

Schon nach dieser kurzen Probe sollte der Patient, wenn sein Arm wieder in der Ausgangsstellung liegt, befragt werden, wie er den Arm jetzt empfindet.

An diese 2. Probe läßt sich gut eine Dehnung des Armes aus dem Schultergürtel anschließen *(Abb. 4 bis 8)*.

Beim Ablegen des Armes nach der Dehnung darf der Arm immer nur von unten unterstützt und auch nur von unten einfühlsam ausgestrichen werden *(Abb. 9 und 10)*. Dies fördert beim Patienten das Empfinden des Sinkenlassens. Danach erfolgt dann die Befragung des Patienten nach seiner Körperempfindung – «Wie liegt der Arm und die Schulter» (Vergleich mit der Ausgangssituation und danach Vergleich mit der anderen Seite.)

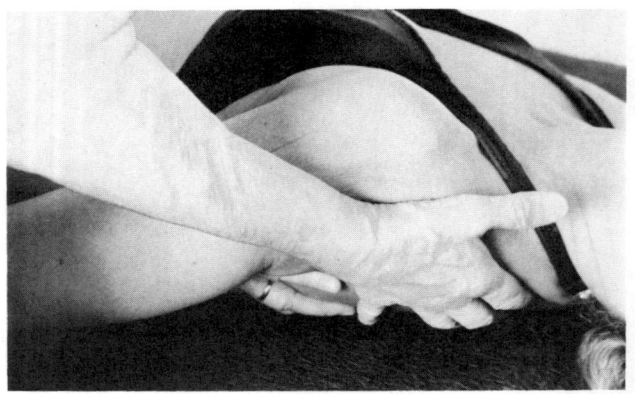

Abb. 9: Ausstreichen von Schulter und Arm nach der Dehnung.

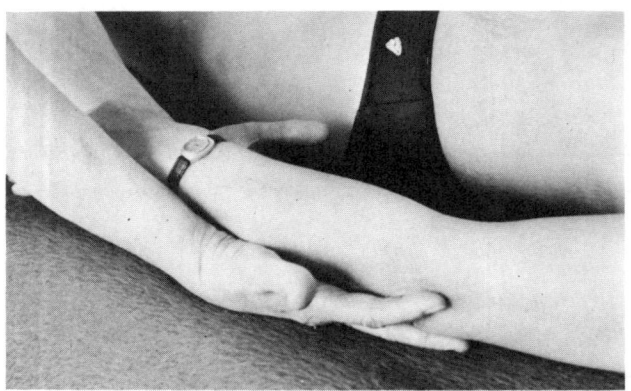

Abb. 10: Ausstreichen von Arm und Hand nach der Dehnung.

Ähnliche Abhebeproben werden mit dem Bein derselben Seite vorgenommen. Das ganze gestreckte Bein wird in kleinen Schritten allmählich nach außen in die Abspreizung gebracht und zurück, wobei der Patient das Bein sowohl im Angehobenwerden wie im Niederlegen als «sinkend» empfinden sollte. Damit er diesen Sinkezustand recht häufig erlebt, wird auch hier – wie beim Arm – in kleinsten Schrittchen gearbeitet. *(Abb. 11, 12 und 13)*. Auch hier geht es nicht um die Größe (Weite) des Abspreizungswinkels, sondern um die Häufigkeit des Anhebens und Niederlegens (5 bis 6 mal). Dann nachspüren lassen.

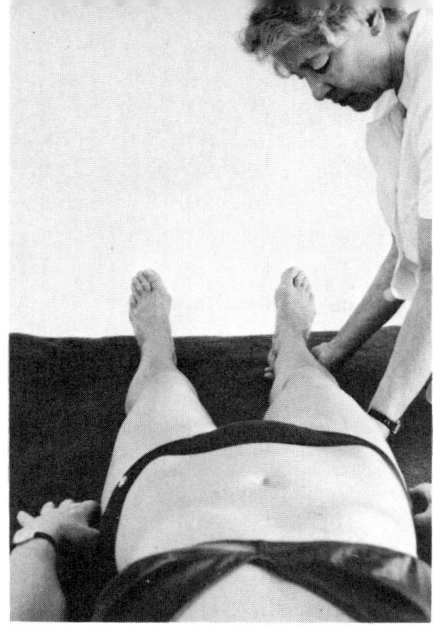

Abb. 11: Ausgangsstellung zur Abduktion des Beines.

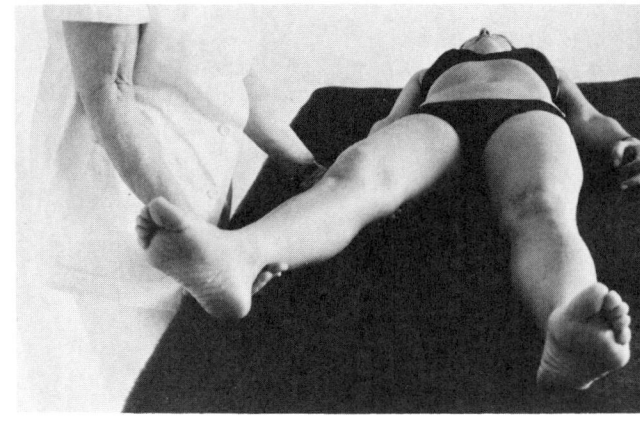

Abb. 12 und 13: Abduktion des Beines in kleinen Schritten.

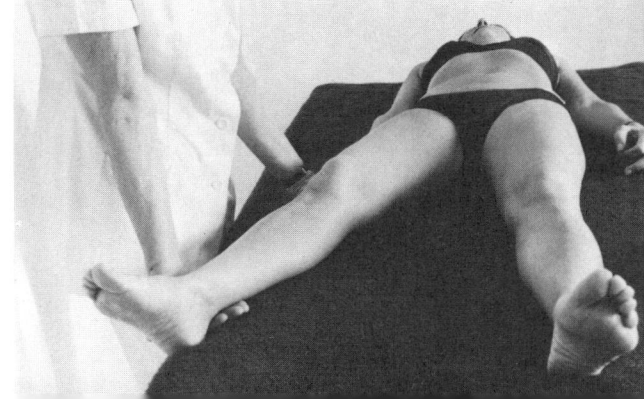

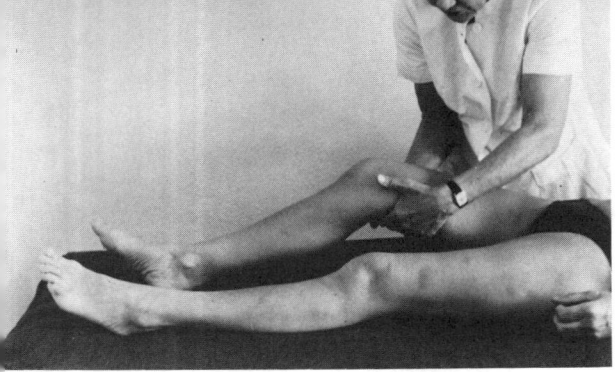

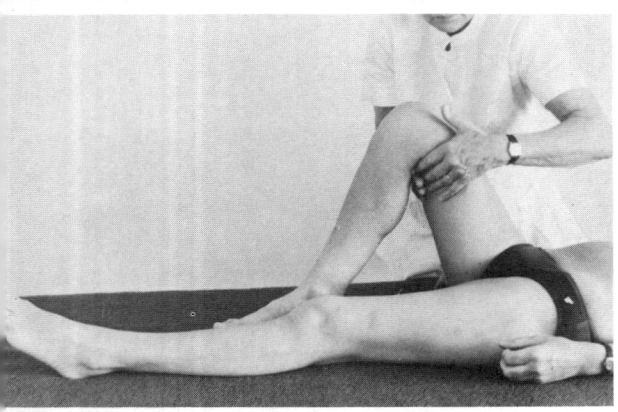

Abb. 14 und 15: Vorbereitung zum Sinkenlassen des gebeugten Beines.

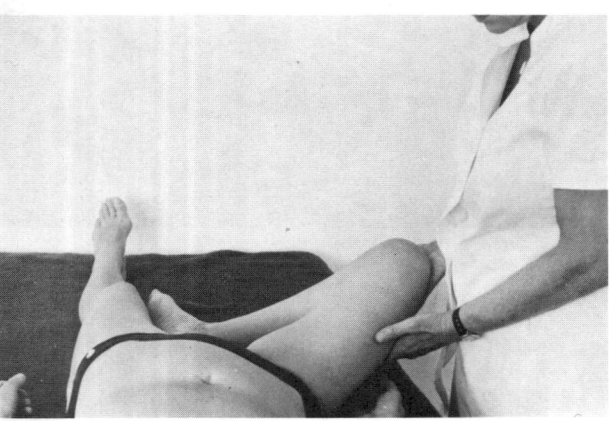

Abb. 16: Sinkenlassen des gebeugten Beines.

Beim seitwärts Sinken des gebeugten Beines *(Abb. 14, 15 und 16)* sollte man dem Patienten versichern, daß man ihn bei dem sehr langsamen Vorgang nicht «fallen» läßt, sondern daß er sich im Sinken immer auf die stützenden Hände verlassen kann.

Vor Rückführung in die Ausgangslage wird das Bein des Patienten in einer Distanz von ca. 45° vom Tisch in Kniestreckung gebracht und in diesem Fall beabsichtigt unter Zug, weil das Gewicht des gelösten Beines beim Patienten einen Stauchungseffekt im Hüftgelenk bewirken kann, was ihm das Sinken erschwert, langsam auf die Unterlage abgelegt *(Abb. 17)*. Das sehr langsame Tempo bewirkt beim Patienten die Empfindung, einen endlosen langen Weg sinkend zu erleben. – Deshalb wird nach dieser Maßnahme seine Aussage über die Empfindung vom Bein fast immer sein, daß er es als gut gelöst und deutlich tiefer liegend fühle. Daß es sich hierbei nicht nur um eine subjektive Empfindung handelt, ist deutlich sichtbar am gelösten Oberschenkelmuskel (M. quadriceps), der ausgestrichenen Leistenbeuge und dem im Kniegelenk abgesunkenen (gestreckten) Bein.

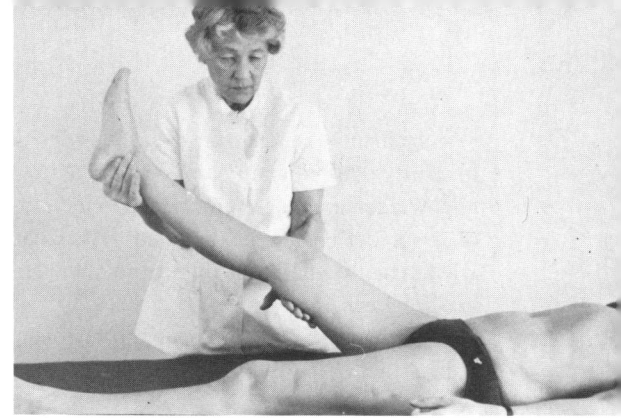

Abb. 17: Niederlegen des nun gestreckten Beines unter Zug.

Zum Schluß wird noch das Becken derselben Seite angehoben. Die Hände des Behandlers gleiten an die Mitte des Kreuzbeines (nicht etwa LWS!). Nun richtet man bei aufliegenden Unterarmen die gestreckten Finger im Grundgelenk auf und hebelt die Beckenseite hoch *(Abb. 18)*, nimmt danach mit den ganzen Handflächen das Becken auf, ohne es absinken zu lassen, und läßt nun die Beckenseite sanft nieder, indem man seine Hände weich herauszieht *(Abb. 19)*.

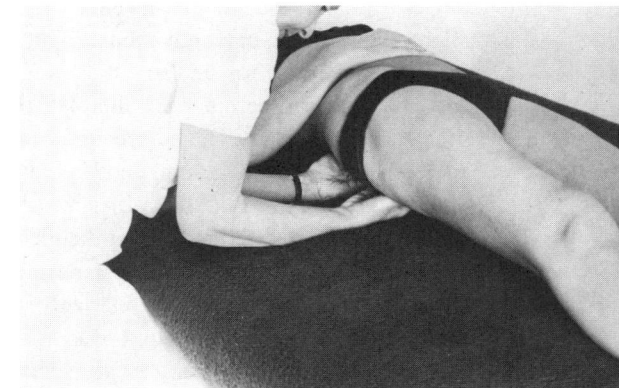

Abb. 18: Anheben der rechten Beckenseite vom Kreuzbein her.

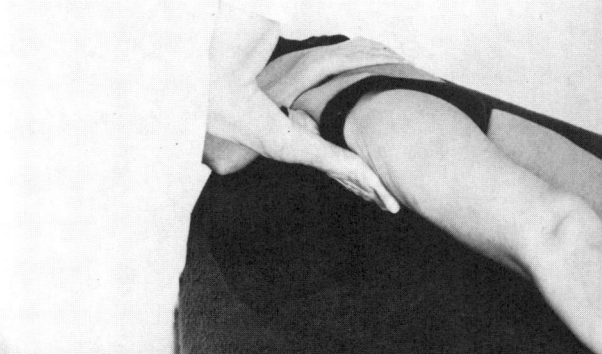

Abb. 19: Flächiges Absinkenlassen der Beckenseite.

Nach dem Anheben des Beckens kann das gleichseitige Bein etwas gestaucht im Hüftgelenk liegen. Zur Korrektur wird das Bein ohne Zug etwas angehoben und wieder abgelegt (eine Hand oberhalb des Kniegelenks, die andere Hand oberhalb der Ferse unterstützend). Auch nach dieser Maßnahme wird der Patient wie bei den vorherigen Abhebeproben nach seiner Empfindung in der abgehobenen Beckenseite befragt.

Alle beschriebenen Abhebeproben werden zunächst einseitig durchgeführt, d. h. Arm, Bein, Becken derselben Seite.

Nach den einseitigen Abhebeproben sollte er befragt werden, wie er die ganze Körperseite empfindet.

5. Lagern durch Behandler

Das sogenannte «schnelle Lagern» dient zur Vorbereitung vor einer Behandlung, damit der Patient schnell in eine entspannte Ausgangslage findet, oder auch als Abschluß nach einer anstrengenden Behandlung.Es braucht dazu nicht mehr Zeitaufwand als höchstens eine Minute.

Der Patient liegt auf dem Rücken, Beine gestreckt. Die Hände des Behandlers schieben sich flächig unter ein Schulterblatt, eine Hand von oben, die andere von unten zwischen Oberarm und Brustkorbwand *(Abb. 9)*. Ebenso flächig, nicht mit gebeugten Fingern, wird der Schulterblatt-Bereich etwas angehoben, leicht nach seitlich ausgezogen, die Hände behalten den Körperkontakt bei, während sie von der Unterseite her den Oberarm und Unterarm, die Hand des Patienten bis zu den Fingerspitzen ausstreichen und ablegen. *(Abb. 10)*.

Ebenso flächig die Hände unter die gleichseitige Beckenseite bis zur Kreuzbeinmitte schieben, die Beckenhälfte etwas anheben, nach seitlich ausziehen und gleichzeitig das Becken auf die Unterlage sinken lassen *(Abb. 19)*. Anschließend das gleichseitige Bein ohne Zug etwas anheben und ablegen.

Frage: Wie ist die Wirkung auf die so neu gelagerte Seite? Es wird immer ein wohltuendes Gelöstsein, ein «Ausfließen» und Sinken der behandelten Seite geäußert.

Ebenso wird die andere Seite behandelt, zum Schluß der Kopf kurz angehoben und neu gelagert – ohne Zug!

Die Wirkung ist, trotz des geringen Aufwandes an Zeit und Kraft, immer wieder verblüffend und wohltuend.

6. Hilfsgriffe

6.1 Hängegriffe, Packegriffe, Anhakstriche

Als Hilfsgriffe bezeichnen und verwenden wir gern die sogenannten Hängegriffe und Packegriffe. Es handelt sich hier um das Greifen und Ziehen einer Hautfalte.

Wenn das Gewicht des Körpers an dem Griff «hängt», also Zug ausübt, bezeichnen wir den Griff als «Hängegriff», läßt die Stellung oder Spannung des Körpers keinen Schwerkrafteffekt zu, bezeichnen wir den Griff als «Packegriff». Beide Griffe sollten über mehrere Atemphasen gehalten werden, damit keinesfalls der Behandler den Atem-Rhythmus des Patienten manipuliert. Beim Hängegriff fordern wir den Patienten auf, sich an dem Griff hängen zu lassen, also zu sinken (wie der Korb am Henkel). Jeder einzelne Hänge- oder Packegriff sollte mindestens 10 Sekunden gehalten werden, wirksamer sind 15–20 Sekunden.

Gegriffen wird eine Hautfalte, wie es das jeweilige Gewebe und auch die Schmerzempfindung des Patienten zuläßt, wobei die Hautfalte eine Handvoll sein kann oder auch nur ein papierdünnes Häutchen zwischen zwei Fingern (z. B. in Leistenbeuge und Achselhöhle). Daraus ergibt sich auch die Art des Zufassens – weich und flächig, oder eventuell spitzer und schärfer, unter Umständen auch nur mit zwei Fingern. Handelt es sich bei einem Patienten um eine Haut mit starkem Unterhautfettgewebe, dann wird selbstverständlich auch dieses mitgegriffen. Das kann anfänglich schmerzhaft sein, und man sollte dem Rechnung tragen, indem man weich z. B. zwischen Daumenballen und Daumen auf der einen Seite und mit den flächig greifenden vier Fingern auf der anderen Seite zufaßt. Der Griff soll sich einschleichen ins Gewebe, also nicht gleich zu derb sein, jedoch konsequent gehalten, allmählich sogar etwas verstärkt werden. Die starke Schmerzhaftigkeit läßt im allgemeinen relativ schnell nach. Läßt sich eine Hautfalte sehr schwierig fassen, kann man unter Umständen in der Ausatemphase ansetzen, um leichter ins Gewebe zu kommen.

Das Loslassen des Hängegriffes sollte ebenso spürsam vorgenommen werden, also die Hautfalte weich nach mehreren Atemphasen «entlassen». Keinesfalls sollte man beim Loslassen des Hängegriffes die vorher angehobene Hautfalte dem Patienten wieder «aufkleben». Dies ist dem Patienten sehr unangenehm, weil er ja vorher die erleichternde Dehnung empfand und sich darauf einstellte.

Vom Gewebe und auch von der Lagerung und Stellung des Patienten hängt es ab, ob man nur mit einer Hand oder beiden Händen arbeiten kann und ob im Untergriff oder Aufgriff oder auch nur mit zwei Fingern gefaßt werden kann. (Abb. 48 bis 52: verschiedene Grifftechniken bei der Anwendung der Hängegriffe).

Die Hänge- und Packegriffe wenden wir gern während der verschiedenen Dehn- und Drehlagen an, um dadurch Hilfen für das Loslassen und den Abbau von Gewebswiderständen der Haut zu geben. In Gewebsabschnitten, wo keine Hänge- oder Packegriffe möglich sind (auf mehr knöchernen Bereichen und bei sehr festen Gewebsstellen), wird mit Anhakstrichen gearbeitet. In vielen Fällen kann der Patient sich auch die Griffe selbst geben und wird dazu angeleitet.

6.2 Selbstbehandlung mit Hänge- und Packegriffen und Anhakstrichen

Die Lösungstherapie ist bestrebt, den Patienten so viel wie möglich zur Selbsthilfe, zur Selbstbehandlung zu motivieren. Dies setzt voraus, daß der Übende spürsam wird, daß er lernt, seinen jeweiligen Zustand, seine Lagerung, seine Verspannungen oder auch seine Gelöstheit wahrzunehmen, und ebenso aufmerksam auch die durch Lagerungen oder Behandlungen möglichen Veränderungen zu bemerken und ihre Qualität zu beschreiben. Im Grunde genommen ist auch dies bereits eine Form der sogenannten Tastarbeit.

In Rückenlage beginnend wird der Patient angewiesen, sich zunächst im Leistengebiet einseitig Hängegriffe zu geben, und zwar im Längsverlauf, d. h. als Verlängerung des Oberschenkels. Man muß dem Patienten erklären, was ein Hängegriff ist:

– Man faßt eine Hautfalte (in der Leiste ist sie sehr dünn), zieht diese Gewebsfalte hoch und versucht, sich unter dem Griff sinken, hängen zu lassen, «wie der Korb am Henkel».

Vor allem auf dieses Sinken kommt es an. Nach dem Loslassen (15–20 Sekunden halten) wird der nächste Griff auf der Spina derselben Seite gegeben (man kann sagen: im Verlauf der Bügelfalte auf der Beckenspitze). Dann nochmals zur Leiste zurück und danach ein Stückchen tiefer im obersten Oberschenkelbereich greifen. Nach diesen wenigen Griffen sollte eine kleine Pause eingelegt werden, damit der Patient nachspüren kann, ob und was sich geändert hat in bezug auf die Lagerung des Beckens und des Beines auf dieser Seite.

Danach wird die Behandlung im Langsitz fortgesetzt. Der Patient gibt sich – nunmehr mit beiden Händen – Hängegriffe auf dem Oberschenkel der gleichen Seite. Es handelt sich bei den Gewebsfalten, die gegriffen und abgezogen werden, um Haut im weitesten Sinne. Häufig sind diese Griffe recht schmerzhaft, und man sollte als Behandler unter Umständen helfend eingreifen, um die Festigkeit und den «Sitz» der Hängegriffe zu demonstrieren. Der Patient sollte aufgefordert werden, bei dieser Selbstbehandlung die Schultern sinken zu lassen und auch seine Atmung zu kontrollieren: ob er noch «in der Basis ist». Der Patient sollte aufgefordert werden, anfängliche Schmerzen zu akzeptieren. Das gilt vor allem auch für die nachfolgende Behandlung der Bauchseite.

Nachdem die ganze Oberseite des Oberschenkels nach und nach bis zum Knie behandelt worden ist, legt sich der Patient wieder in Rückenlage und sollte zunächst wahrnehmen, wie Bein und Becken der behandelten Seite liegen (z. B. abgesunkenes Knie / breiter aufliegendes Becken). Dann wird an der gleichen Körperseite das Gewebe des Bauches mit ebensolchen Hängegriffen behandelt, jeweils bis zur vorderen Mitte: Unterbauch, mittlerer Bauch bis unter die Rippen, auch seitlich im Taillengebiet. Wir halten auch hier die Längsgriffe für wirksamer, zumal sie sich deutlicher auf die eine Bauchseite begrenzen lassen, was für den späteren Vergleich wichtig ist. Schmerzhafte Gebiete, bei Frauen häufig das Segment seitlich unterhalb des Nabels, sollten – nachdem man die übrige Bauchhülle einseitig behandelt hat – nochmals vorgenommen werden. Immer wieder wird sich zeigen, daß die vorher dickere, schmerzhafte Gewebefalte nunmehr dünner und weniger schmerzhaft geworden ist. Das Ergebnis zeigt sich häufig in spontanem vermehrten Wasserlassen.

Nach kurzem Nachspüren der erfolgten Veränderung wird nun in Seitenlage die gleichseitige Gesäßhälfte behandelt. Am wirksamsten sind zunächst Anhakstriche am Sitzbeinknorren und an der queren Gesäßfalte. Dann wird weiter gearbeitet mit Anhakstrichen, kurzen energischen Zugstrichen an der ganzen Gesäßseite, um den Rollhügel, quere, kurze Zugstriche an der Gesäßspalte bzw. von ihr fort. Hängegriffe, wo sie sich ergeben sollten, Anhakstriche am Beckenkamm von unten nach oben und umgekehrt, im Gewebe des Lendenbereichs und – sehr wichtig! – auf dem Kreuzbein.

Nach dieser für den Patienten oft etwas anstrengenden Arbeit wird er aufgefordert, in Rückenlage zunächst den Zustand der behandelten Seite zu erspüren:

- Lagerung, auch in Hinblick auf die Ebene: höher / tiefer
- Gewebe, Durchströmtsein, das sich häufig bis zum Fuß spüren läßt,
- Danach erst Vergleich mit der anderen Seite,
- Wichtig ist das Erfragen nach dem Raumempfinden von beiden Seiten,
- Nach der Atembewegung,
- Nach der Qualität der Hülle beidseitig und wie sich diese auf die Atembewegung auswirkt.

Vergleiche werden oft geäußert:
- Die behandelte Seite wie Watte, porös, dehnfähig,
- Die unbehandelte Seite wie hartes Leder, undurchlässig usw.

Auch hier kann man wieder die Frage stellen:
- An welcher Seite empfinden Sie die Atembewegung deutlicher?

Die Antworten werden unterschiedlich sein: Einige in der Gruppe werden im größeren Raum «der Basis» die Atembewegung deutlicher und müheloser empfinden, andere werden die Atembewegung deutlicher an der unbehandelten Seite spüren durch die Einengung, die die festere Hülle verursacht.

Eine eindrucksvolle Probemöglichkeit bietet der Knie-Fersensitz nach dieser zunächst einseitigen Behandlung: Man sitzt mit seiner behandelten Gesäßseite weicher, müheloser und ausgebreiteter, sicherer auf der Ferse, während sich die unbehandelte Seite auf der Ferse hart, wie «aufgespießt» fühlt. Das Kniegelenk der behandelten Seite ist im Knie-Fersensitz beugefähiger.

Man könnte noch weitere Proben machen, z. B. das Päckchen, bei dem der Patient fühlt, daß er sich müheloser zuammenfaltet auf der behandelten Seite, und daß außerdem die Atembewegung scheinbar die ganze Gesäßseite ausfüllt und auch im Lendenbereich deutlich ist.

Eine interessante Entsprechung für diese manuelle Behandlung ist eine spezielle Tastarbeit. Während man bei der oben beschriebenen Behandlung außen an der Hülle gearbeitet hat, kann mit einer nur aus «Tasten» bestehenden Konzentrations-Arbeit die Hülle von innen, also die Innenwand der Hülle im unteren Basisgebiet erarbeitet werden (s. Vorschlag z. Tasten 16, 1).

7. Kopfarbeit

Die Kopfbehandlung oder sogenannte Kopfarbeit ist ein behutsames, langsames passives Durchbewegen des Kopfes durch den Behandler auf dem Tisch in Rückenlage bis zur Bewegungsgrenze, ohne Erzwingen einer Bewegungsvergrößerung.

Bei der Kopfarbeit geht es darum, die Verspannung der Hals- und Nackenmuskulatur zu lösen. Da viele Patienten dies von sich aus nicht können, darüber hinaus häufig negative Erfahrungen bei chiropraktischen Behandlungen gemacht haben, geht es vor allem darum, durch äußerst einfühlsame, langsame Bewegungen, die sich unbedingt im Rahmen der jeweiligen Dreh- und Dehnfähigkeit dieses Bereiches halten müssen, den Patienten zum vertrauensvollen «Überlassen seines Kopfes» an den Behandler zu motivieren. Eine Hilfe hierzu ist es, den Patienten zum Betrachten seiner Atembewegungen in der unteren Basis anzuleiten, ihn also abzulenken von dem Bemühen seinerseits, seinen Kopf willentlich loszulassen. Hilfreich ist es auch, dem Patienten zu versichern, keine chiropraktische Behandlung zu beabsichtigen, sondern mehr spielerisch die Bewegungsfähigkeit des Kopfes zu erfahren.

Die Entwicklung dieser Art von Kopfbehandlung schließt von vornherein jeden Zug während der Behandlung aus, weil die Absicht keinesfalls darin besteht, die Bewegungsfähigkeit zu erzwingen, sondern einen viel tiefer greifenden Lösungsprozeß einzuleiten und durchzuführen, der fast mit «Hingabe des Kopfes in die Hände des Behandlers» bezeichnet werden könnte.

Der Patient liegt in Rückenlage auf dem Behandlungstisch, der für den Behandler Arbeitshöhe haben muß. Der Scheitel des Patienten schließt mit dem Tischende ab. Der Behandler steht relativ breit gegrätscht hinter ihm *(Abb. 20, 21 und 22)*, um im Rumpf und Kniegelenken so beweglich zu sein, daß die Bewegungen, die mit dem Kopf des Patienten ausgeführt werden, nicht durch Schrittwechsel gestört werden. Diese flexible Haltung ist auch für den Behandler selbst wichtig, da er sonst bei einer Behandlungsdauer von 8 bis 10 Minuten oder auch länger, Schmerzen im unteren Rücken bekommen könnte.

Bewegungsmuster 1

Der Behandler schiebt seine Hände weich unter den Kopf und behält mit seinen Handrücken Kontakt zum Tisch. Der Kopf des Patienten liegt zunächst so in den gefalteten Händen des Behandlers, daß dessen Zeigefinger an der Schädelbasis liegen, ohne daß die Daumen seitlich am Hals anliegen, um den Patienten nicht zu «fesseln» *(Abb. 23)*. Der Kopf wird nun um die Längsachse gedreht (Rotation), indem der Behandler seine gefalteten Hände und Unterarme langsam wie ein Tuch unter dem Kopf des Patienten hin und her zieht, ohne den Kopf dabei anzuheben. Der Unterarm, der den Kopf dabei jeweils aufnehmen soll, muß so weit vorgeschoben werden, daß der Patient die neue Unterlage seines Kopfes bereits ahnt. Diese Drehungen um die Längsachse sollten so lange wiederholt werden, bis der Behandler das Vertrauen des Patienten durch allmähliche Lösung spürt. Niemals sollte der Kopf hierbei mehr Berührung durch die Hände und Unterarme des Behandlers führen, als zu seiner sicheren Auflage nötig ist. (Abb. 20 und 23).

Abb. 20, 21 und 22: Arbeitshaltungen des Behandlers.

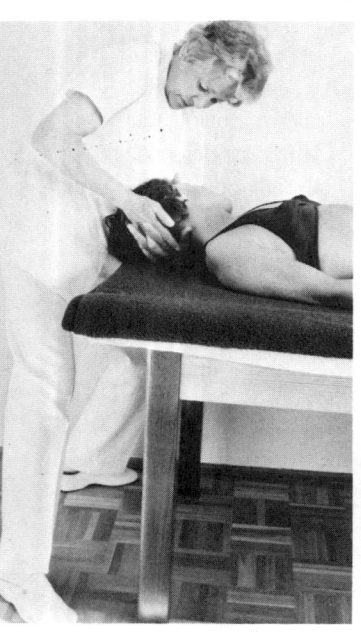 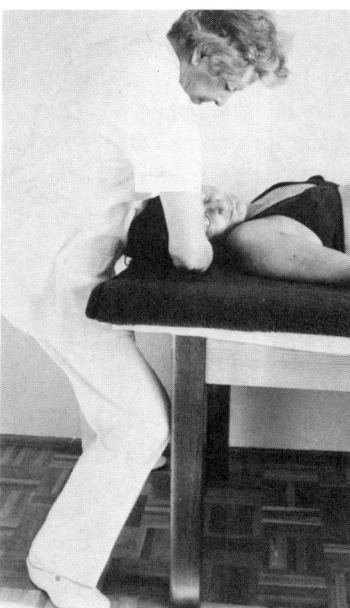 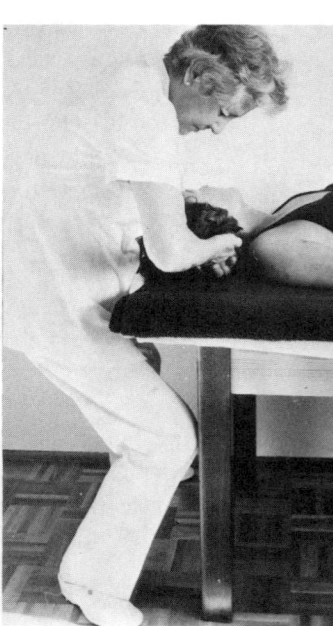

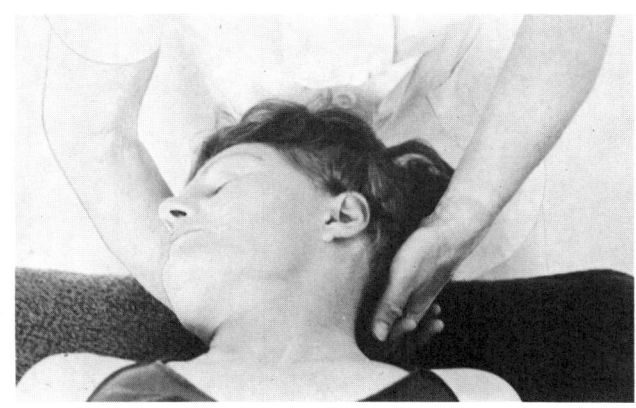

Abb. 23: Bewegungsmuster 1, Rotation.

Bewegungsmuster 2

Ausgangsstellung wie bei Bewegungsmuster 1. Die gefalteten Hände des Behandlers bleiben jetzt fest am Ort und der Behandler rollt durch Überstreckung seiner Fingergrundgelenke (beider Hände im Wechsel) den Kopf des Patienten in eine Dreh-Seitbeugung von einem Unterarm in den anderen. Wichtig ist, nicht mit den Handballen zu drücken, sondern durch Überstreckung in den Fingergrundgelenken den Kopf frei zu geben, damit der Kopf so wenig wie möglich berührt, d. h. nicht eingeengt wird *(Abb. 24)*. Das Zurückrollen des Kopfes wird dann dadurch eingeleitet, daß der Behandler die Überstreckung seiner Fingergrundgelenke aufgibt, also ganz weich in der Hand wird, um den Kopf wieder aufzunehmen. Dadurch beginnt der Bewegungsansatz des Kopfes durch dessen Eigengewicht ganz von allein, und der Patient hat nicht das Empfinden, daß sein Kopf manipuliert wird.

Bei der Kopfarbeit ist es wichtig, daß die Behandlung langsam durchgeführt wird, und daß nach jeder Bewegung – und das gilt auch vor allem für die nachfolgend beschriebene Kombination – eine deutliche Pause gemacht wird, damit auf keinen Fall ein etwaiges Schwindelgefühl eintritt.

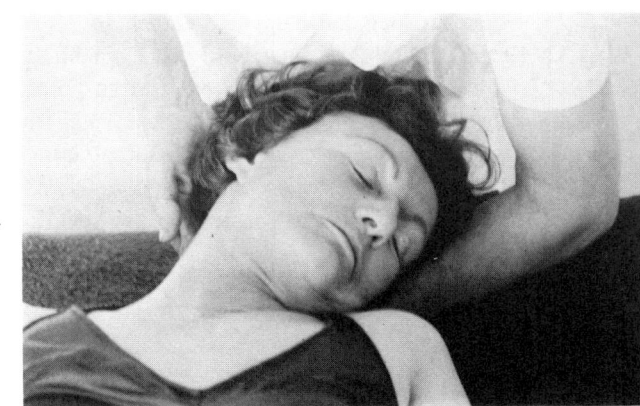

Abb. 24: Bewegungsmuster 2, Rollen des Kopfes in Dreh-Seitbeugung.

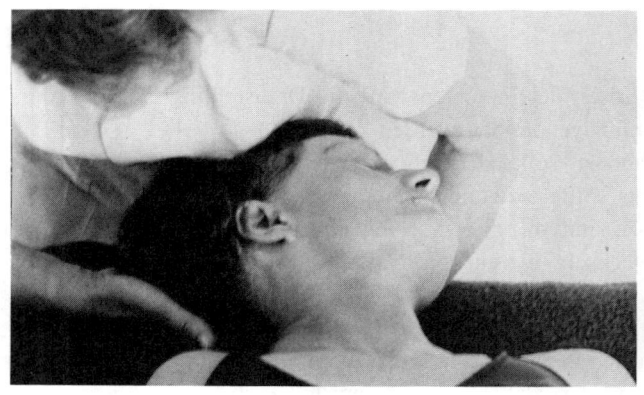

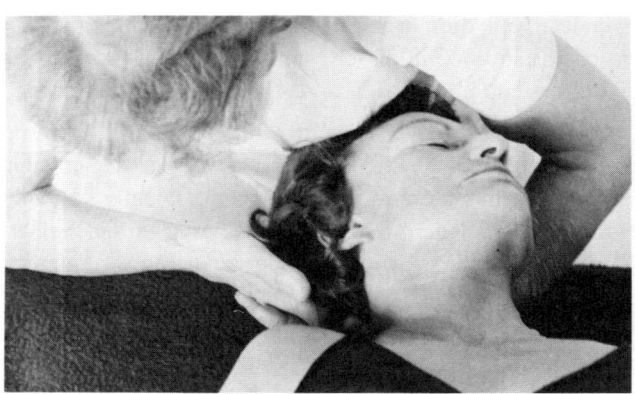

Abb. 25 und 26: Kombination von Bewegungsmuster 1 und 2.

Bewegungsmuster 3
Kombination von 1 und 2

Aus der Bewegung 2 wird die Kombination eingeleitet. Durch die Dreh-Seitbeugung hat der Kopf im Verhältnis zur Wirbelsäule eine neue Achse. Um diese neue Achse wird nun der Kopf wie unter 1 gedreht *(Abb. 25)*, wobei der Unterarm, der den Kopf aufnehmen soll, besonders weit vorgeschoben wird *(Abb. 25 und 26)*. Jetzt wird der Kopf in der Drehstellung – wie auf einem Schlitten liegend – zur anderen Seite transportiert (Lateralflexion) und nach einer Pause wieder um die neue Achse wie unter Bewegungsmuster 1 gedreht. Nach einer erneuten Pause geht die «Schlittenfahrt» zur Gegenseite zurück und dann wird in dieser Weise fortgefahren *(Abb. 21, 22 und 24, 25, 26)*. Im Anfang der Behandlung wird die Drehstellung des Kopfes immer so sein, daß die Nase des Patienten bei der «Schlittenfahrt» in Bewegungsrichtung führt. Bei zunehmendem Vertrauen und Lösen des Patienten wird die Drehstellung auch mit dem Hinterkopf führend hinzugenommen werden können.

Das Bewegungsausmaß sollte sich unbedingt danach richten, was der Patient hergeben kann; nichts sollte erzwungen, allerdings auch kein Millimeter verschenkt werden. Es ist sinnvoll, die verschiedenen Bewegungsmuster während der Behandlung zu wechseln, um ein automatisches Mitmachen des Patienten zu vermeiden.

Die Behandlung wird in Mittelstellung beendet. Der Behandler zieht seine Hände vorsichtig seitlich heraus und läßt den Kopf aus seinen Händen auf den Tisch gleiten. Während der ganzen Behandlung und auch bei der Beendigung wird kein Zug angewendet, weil dies m.E. bereits eine Forderung für den Patienten bedeutet. Unsere Erfahrung mit dieser Behandlungsform ist seit über zwei Jahrzehnten, daß der Patient in dem außerordentlichen Wohlbehagen, das diese Methode vermittelt, ganz behutsam dahin gebracht wird, sich zu lösen, weil von ihm nichts gefordert wird. Dadurch wird seine Abwehrspannung aufgehoben und ein vergrößertes Bewegungsausmaß erreicht. – Nach Beendigung der Kopfbehandlung sollte der Patient unbedingt etwas nachruhen und nachspüren. Für die Kopfarbeit ist insbesondere notwendig, daß zwischen Patient und Behandler ein vertrauensvolles Miteinanderumgehen vorhanden ist, und daß der Behandler durch sein In-der-eigenen-Basis und Bei-sich-sein eine aufmerksame und einfühlsame Verbindung zum Patienten herstellen kann.

8. Dehnlagen

Lagerungen am Boden

Die Abfolge der Lagerungen in den ersten Übungstagen und -wochen sollte so aufgebaut werden, daß zunächst ein deutliches Empfinden für die untere Basis und für die Atembewegung im dorsalen Bereich der Hülle entsteht. (Lendenwirbelsäule und Kreuzbeinbereich).

8.1 Beckenschaukel

Der Patient liegt in Rückenlage am Boden und versucht vor Beginn der Übung, seine Ausgangssituation und vor allem das Ausmaß seiner Lendenlordose zu erspüren. Dann zieht er beide Knie Richtung Brust an, so daß die Füße vom

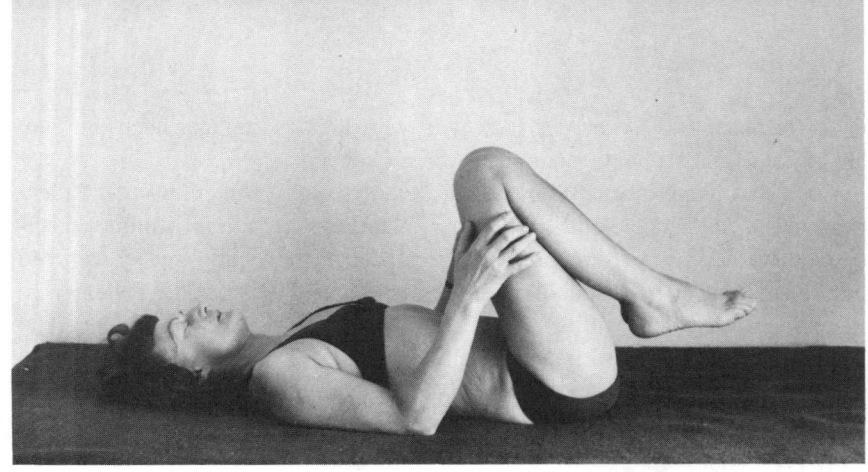

Abb. 27: Ausgangsstellung zur Beckenschaukel.

Boden gelöst sind. Mit den Fingerspitzen stützt er leicht seitlich die Oberschenkel, wobei seine Oberarme am Boden liegen bleiben *(Abb. 27)*. Die Knie sollten nicht mit den Händen umfaßt werden, weil dann die folgende Schaukelbewegung im allgemeinen mit den Händen gemacht wird, und dadurch der Bewegungsausschlag zu grob wird und nicht mit der gewünschten Feinheit im LWS-Becken-Bereich ankommt.

    Zunächst leicht vor- und zurückschaukeln bei geringstem muskulärem Aufwand der Bauchmuskulatur. Der Kopf bleibt immer liegen! Die Aufmerksamkeit des Übenden sollte sich vor allem auf den unteren Rücken und die Lenden-Berührung von Kreuzbein und Iliosacralgelenken (anatomische Bezeichnungen, die sich schlecht verdeutschen lassen, werden den Patienten am Modell erklärt) gegen die Unterlage konzentrieren. Er sollte versuchen, durch diese sparsamen Bewegungen sich vom Boden sozusagen massiert zu fühlen. – Es folgen dann schaukelnde Bewegungen der Knie zu den Seiten, wobei die Finger seitlich der Oberschenkel durchaus mithelfen können (die eine Hand gibt einen leichten Schubs, die andere fängt die Beine auf). Dann folgen Kreisungen mit den Knien mehrmals in beiden Richtungen. Bei allen Bewegungen sollte – bei geringstem muskulären Aufwand – die Aufmerksamkeit auf den «Massageeffekt» des Lenden-Bereiches gerichtet sein.

    Nach dieser Vorbereitung (mehrere Minuten lang) geht der Patient wieder in das Vor- und Zurückschaukeln über und wird aufgefordert, die Schaukelbewegung dem Tempo des Atem-Rhythmus anzupassen. Er soll nun herausfinden, durch welche Atemphase die Knie zum Kopf, durch welche Atemphase die Knie vom Kopf weggeführt werden, wobei er alle vielleicht früher einmal gelernten Anweisungen vergessen sollte. Wenn der Patient nicht klar beurteilen kann, welche Atemphase zu welcher Kniebewegung führt, sollte er beide Möglichkeiten ausprobieren.

Das Ziel ist, zu erreichen, daß sich – nach längerer Vorbereitung – der untere Rücken durch die Einatemphase soweit rundet, daß dadurch die Knie von allein Richtung Kopf gebracht werden; bei der Ausatmung wird der Rücken flacher, dadurch gehen die Knie vom Kopf fort.

Dieses Ergebnis kann nicht eintreten, solange die Spannung der unteren Rückenmuskeln noch kein Nachgeben zuläßt und kann daher bei vielen Patienten auch nicht gleich beim ersten Mal zustande kommen. Im Laufe mehrerer Übungstage sollte die Beckenschaukel aber als kurze Kontrolle und Test gelegentlich wiederholt werden. Mit zunehmender Dehnfähigkeit der lumbalen Rückenmuskulatur wird das oben beschriebene Ziel ermöglicht.

Auflösen der Beckenschaukel: Beide Füße aufstellen, dann zunächst einen Fuß langsam abwärts gleiten lassen bis das Bein wieder gestreckt am Boden liegt, dann erst langsam den anderen Fuß nachgleiten lassen, um ein abruptes Ausweichen in die Lendenlordose zu vermeiden.

Nach beendeter Übung den Patienten seinen Becken-, Kreuzbein-, Lendenwirbelsäulen-Bereich erspüren lassen und im Hinblick auf das Sinken mit der Ausgangssituation und dem Ausmaß der anfänglichen Lendenlordose vergleichen.

8.2 Querbeindehnung

Der Patient liegt in Seitenlage mit angezogenen Knien und wird aufgefordert, sich in dieser Lage auf die Atembewegung im lumbalen Bereich zu konzentrieren und zu spüren, ob hier eine Bewegung im Sinne der Ausweitung der Hülle zu spüren ist. In unserer Arbeit wird immer wieder Gewicht darauf gelegt, daß der Patient allmählich wahrnehmen lernt, daß beim Atemvorgang nicht allein die vordere Bauchwand bewegt wird, weil für die Raumerfahrung der unteren Basis gerade das Nachgeben der hinteren Bauchwand wesentlich ist.

Nach dieser Vor-Orientierung wird das obere Bein quer zur Körperlängsachse ausgelegt bei möglichst gestrecktem Kniegelenk *(Abb. 28 und 29)*. Der Patient kann mit der unteren Hand das Bein in dieser Position halten, möglichst unterhalb der Wade, damit die Streckung des Knies erhalten bleibt.

Er wird nun angewiesen, sich mit der oberen Hand selbst zu behandeln, überall dort, wo es weh tut oder wo das Gewebe unnachgiebig ist, z. B. im Kniegelenk, Hinterseite des Oberschenkels, Außenseite des Oberschenkels, um die Sitzbeinknochen herum (meist sehr wirkungsvoll), im Lenden-Bereich, am Gesäß usw. Er kann diese Selbstbehandlung durchführen, wie auch immer sie sich einer behandelnden Hand anbietet, mit Zirkelungen, Streichungen, Hänge- und Packegriffen, Anhakstrichen, «aber nicht zu zaghaft», d. h. die Griffe dürfen ruhig etwas schmerzhaft sein.

Diese Dehnlage und Behandlung sollte mindestens 8 bis 10 Minuten durchgehalten werden und das obere Bein von der unteren Hand weiter kopfwärts geholt werden bei möglichst gestrecktem Knie. Zwischendurch wird der Patient aufgefordert, sich zu kontrollieren, ob er trotz seiner Dehn-Lagerung und der ungewohnten Selbstbehandlung immer noch spüren kann, daß die hintere Bauchwand durch die Atmung bewegt wird.

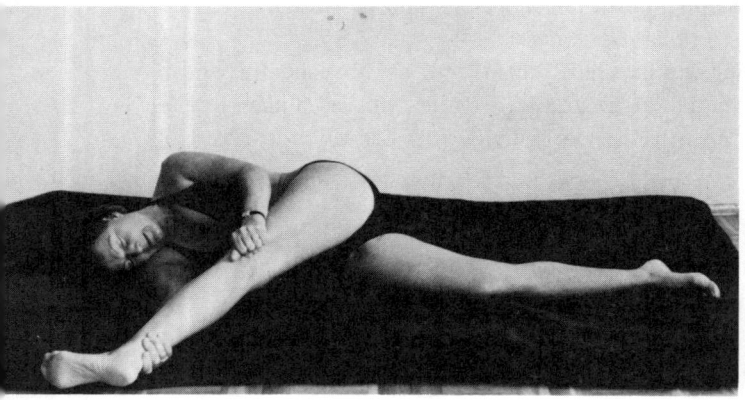

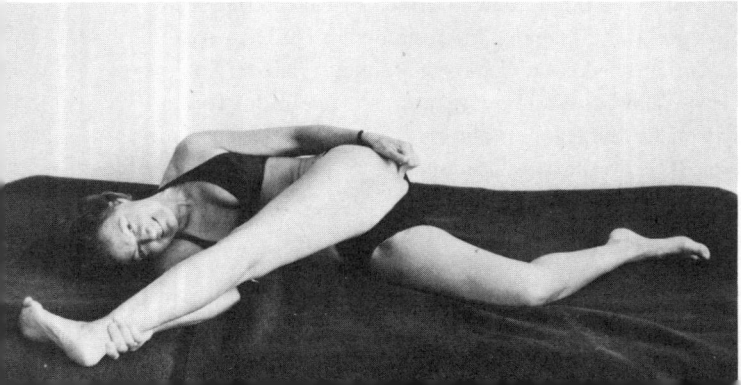

Abb. 28 und 29: Querbeindehnung und Grifftechnik.

Nach beendeter Dehnlage und Behandlung läßt sich der Patient wieder in die Rückenlage zurücksinken und soll nun nachspürend herausfinden, was sich an der gedehnten Seite geändert hat: z. B. Lage der behandelten Beckenseite, des Lenden-Bereiches, des behandelten Beines usw. Durch diese relativ einfache Dehnung wird jeder Patient spüren, daß das Becken breiter (ausgebreiteter) und weicher aufliegt, daß der Lendenbereich auf der behandelten Seite mehr abgesunken ist und daß das Bein gestreckter (im Kniegelenk) und scheinbar länger geworden ist, und daß unter Umständen die behandelte Seite wie auf einer höheren oder tieferen Ebene liegend empfunden wird. – Patienten, die schon spürsamer sind, werden auch aussagen, daß das Bein, das Becken, ja die ganze Körperseite sich «wohler fühle», irgendwie geordneter, «aufgeräumt» und durchströmt ist, und daß nun auch die andere Seite dringend behandelt werden möchte.

8.3 Knie-Fersensitz, Päckchen, Erweitertes Päckchen, Rutschhalte, Verdrehte Rutschhalte

Diese fünf Körperstellungen sind geeignet, in einer sich steigernden Übungsfolge geübt und erfahren zu werden. Sie können aber auch einzeln als eine Dehnstellung für sich ausgeführt werden.

Die beiden ersten, der Knie-Fersensitz und das Päckchen, sind auch geeignet, nach einer einseitigen Selbstbehandlung der Basis-Hülle von außen (6.2.) oder einseitigem Tasten des Basis-Raumes von innen (16.1.) als Probe zum Vergleich beider Seiten durchgeführt zu werden.

Knie-Fersensitz

Ist eine von den obigen Maßnahmen vorausgegangen, wäre im Knie-Fersensitz *(Abb. 30)* zu fragen:
– Wie sitze ich auf der behandelten bzw. getasteten Seite?

Es wird durchweg die Antwort kommen: tiefer / weicher / bequemer, während bei der anderen Seite der Sitzbeinknorren spitz auf die Ferse drückt bzw. die Ferse als spitz empfunden wird.

Bei älteren Menschen oder bei Patienten mit eingeschränkter Beugefähigkeit eines oder beider Knie ist es durchaus erlaubt, auf die Fersen ein mehr oder weniger dickes Kissen zu legen. Es kommt in diesem Falle weniger auf die exakte Beugefähigkeit der Kniegelenke an, als darauf, daß der Patient sich auf seine

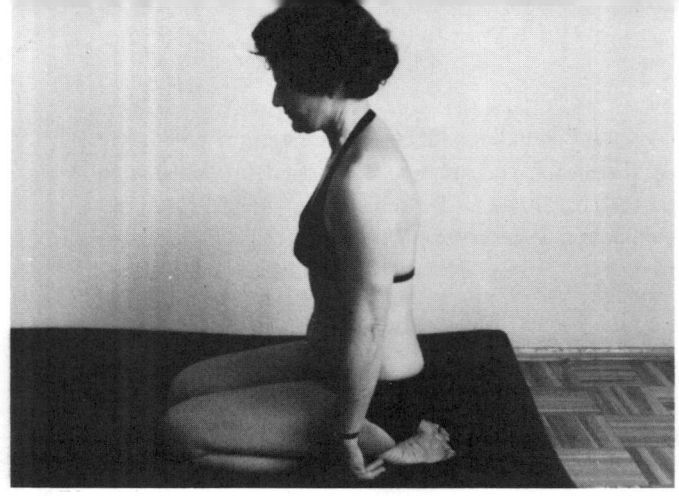

Abb. 30: Knie-Fersensitz

Fersen niederzulassen vermag. Wenn auch dies nicht möglich ist, also der Knie-Fersensitz überhaupt nicht eingenommen werden kann (z. B. bei einer Schlitten Endoprothese) kann die Probe für das vergleichende Niederlassen auch auf einem harten Hocker beginnen. Den weiteren Verlauf der Übungsfolge dann aber so weit möglich am Boden fortsetzen.

Päckchen

Aus dem Knie-Fersensitz folgt durch vornüber niederlassen die Entwicklung zum Päckchen. Beginnend mit der Beugung des Kopfes folgt Wirbel für Wirbel langsam bei sich rundendem Rücken bis der Kopf vorn am Boden liegt, die Arme bleiben lang neben dem Körper liegen, Schultern sinken bodenwärts, Hände in der Nähe der Füße aufliegend *(Abb. 31)*.

Fragen

- wie kann das Becken zu den Fersen sinken?
- wie können die Schultern bodenwärts sinken?
- welche Seite ist dehnfähiger? / behandelte bzw. getastete oder die andere Seite?
- wie faltet sich die getastete oder behandelte Seite?
- wie empfinde ich das Volumen der behandelten/getasteten Seite im Zusammenhang mit der Atembewegung?

Häufig kommt die Aussage: «Die Atembewegung scheint bis in die eine Gesäßhälfte zu gehen».

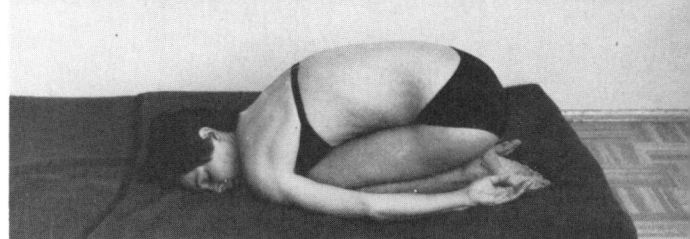

Abb. 31: Päckchen.

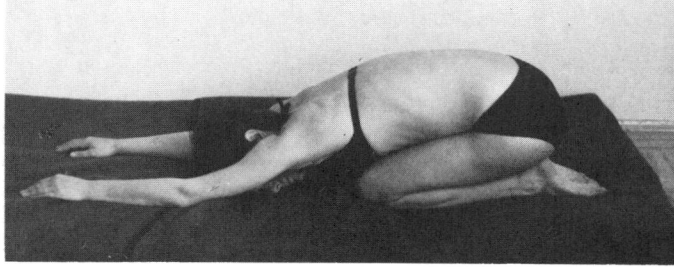

Abb. 32: Erweitertes Päckchen.

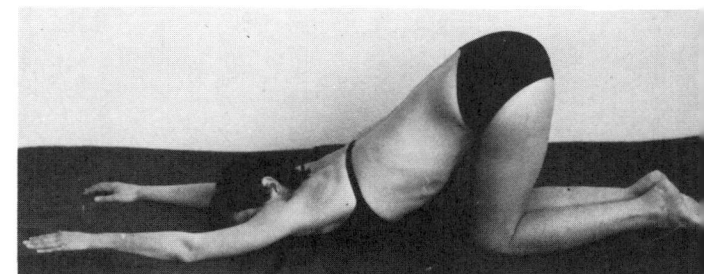

Abb. 33: Rutschhalte.

Erweitertes Päckchen

Der nächste Schritt in dieser Übungsfolge wäre das Erweiterte Päckchen, d. h. der Übende schiebt beide Arme weit nach vorn, wobei jedoch das Gesäß noch auf den Fersen bleibt, Kopf am Boden *(Abb. 32)*.

In dieser Dehnhaltung wird häufig beobachtet, daß das Schultergelenk der behandelten/getasteten Seite dehnfähiger ist im Vergleich zur anderen Seite.

Rutschhalte

Der nächste Schritt ist die Rutschhalte, d. h. die Arme rutschen noch weiter nach vorn, das Gesäß hebt sich von den Fersen bis die Oberschenkel fast senkrecht stehen, der Winkel im Kniegelenk etwas weniger als 90°, um sicheren Stand zu behalten. In dieser Haltung sollte das Brustbein sich so gut wie möglich dem Boden nähern, wenn möglich aufliegen, was jedoch von der Dehnfähigkeit der Schultergelenke und der Wirbelsäule abhängt *(Abb. 33)*. In dieser Übungsstellung wird die Brustwirbelsäule – Kyphose weitestgehend ausgeglichen (das hängt von der Dehnfähigkeit der Schultergelenke ab), und dadurch erscheint die Lendenwirbelsäule auch stärker lordosiert, ist aber in Wirklichkeit nur die Verlängerung der BWS-Streckung.

Verdrehte Rutschhalte

Aus der Rutschhalte kann man noch eine sehr wirksame Verdrehung entwickeln: einer der Arme wird – quer zur Körperachse – vor dem Brustbein so weit zur anderen Seite unter dem Körper durchgeschoben, bis der hintere Anteil des Schultergelenkes, der ganze Arm und Handrücken die Stütze am Boden bildet. Der Kopf wird in die gleiche Richtung gedreht und liegt seitlich auf. Der andere Arm wird nun senkrecht, deckenwärts gedehnt, so daß der Schultergürtel im Verhältnis zum Becken um 90° gedreht ist *(Abb. 34)*.

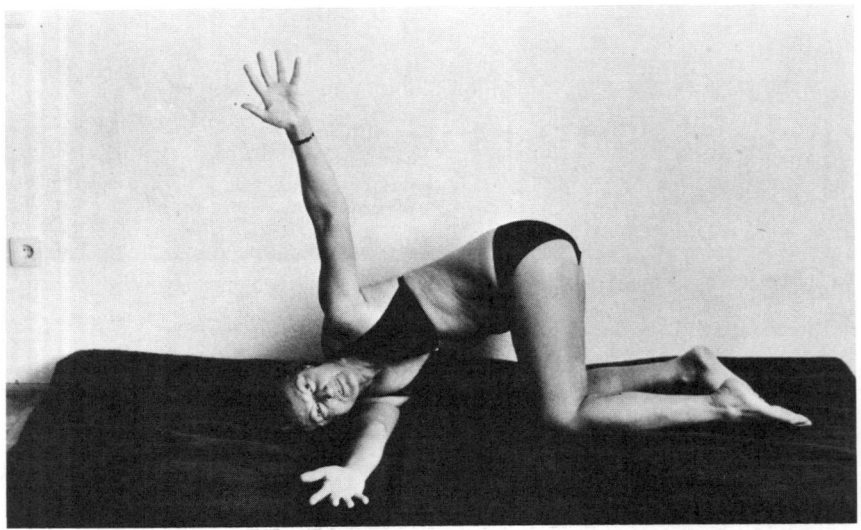

Abb. 34: Verdrehte Rutschhalte

Je mutiger der Übende seinen Arm zur anderen Seite durchgeschoben hat, um so sicherer wird diese Dreh-Dehnhaltung. Die Knie sollten 10 bis 15 cm voneinander entfernt sein. Einige Minuten so verharren, wobei immer wieder der senkrechte Arm von den Fingerspitzen aus nach oben gedehnt wird. Nach Rückgang in die Rutschhalte wird die andere Seite entsprechend beübt.

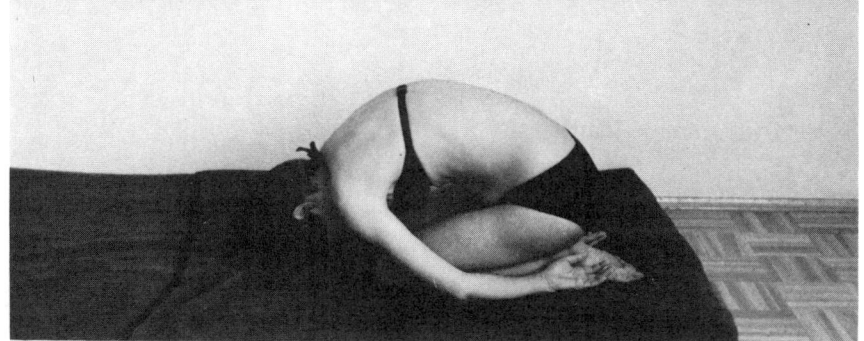

Abb. 35: Aufrichten aus dem Päckchen von Becken und Lendenwirbelsäule her.

Rückweg aus dieser Übungsserie

In umgekehrter Reihenfolge kehrt man schrittweise von der Rutschhalte zum Erweiterten Päckchen bis zum Päckchen zurück, wobei in jeder Körperstellung ein wenig spürsam verweilt wird. Der Übende wird feststellen, daß die Halbseitigkeit nicht mehr oder nur noch wenig besteht, und daß die verschiedenen Stellungen weniger mühsam als im Anfang empfunden werden.

Aus dem Päckchen erfolgt dann wieder die langsame Aufrichtung zum Knie-Fersensitz in der Weise, daß die Bewegung des Aufrichtens vom Kreuzbein ausgeht, Wirbel für Wirbel folgend, so daß der Kopf als Letztes aufgerichtet wird *(Abb. 35)*.

Im Knie-Fersensitz sich das Becken als eine Schüssel denken, die im Wechsel in weicher, einfühlsamer Bewegung nach vorn und hinten ausgeschüttet wird, ohne den Schultergürtel mitzubewegen. Der Kipp-Punkt der Bewegung des Beckens (Schüssel) ist auf den Sitzbeinknorren spürbar. Diese Bewegungen immer kleiner und weicher werden lassen, bis man sich im Lot aufgerichtet fühlt. In dieser «Lotrechten» in ein ganz leises Schwingen übergehen und so die Lotrechte nicht erstarren lassen.

Proben im Anschluß an diese Übungsfolge

In Bauchlage
– Wie wird der Lenden-Bereich atmend bewegt?

In Rückenlage
– Wie läßt sich die ganze Wirbelsäule nieder, insbesondere die Lendenwirbelsäule?
– Wie können die Schultergelenke sinken?

8.4 Mondlage (Mondsichellage)

Fälschlicherweise wird die Mondlage häufig nicht «entwickelt», sondern einfach nur «gemacht». Kaum eine andere Lage jedoch eignet sich – während man sie entwickelt – so gut zur gleichzeitigen Tastarbeit, die in verschiedenen Versionen durchgeführt werden kann. Grundsätzlich sollte die Entwicklung der Mondlage in der Weise vorgenommen werden, daß zunächst nur mit den Beinen gearbeitet wird und allmählich erst der Rumpf, Schultergürtel und Arm der konvexen Seite einbezogen werden. Den Grund für diesen Aufbau: der Patient sollte solange wie möglich seine Aufmerksamkeit im Gebiet der unteren Basis behalten.

Mondlage: Der Patient liegt in Rückenlage und legt seine beiden Beine nacheinander zu einer Seite hin, jedoch nicht weiter, als er immer noch das Becken der konvexen (gedehnten) Seite als sinkend empfindet. Jetzt schon kann die Tastarbeit beginnen. Wir lassen den Patienten in seiner Vorstellung seitlich neben dem Steißbein eine Tastwanderung beginnen, die seitlich an der konvexen Seite der Wirbelsäule bis etwa zum 7. Halswirbel führen wird. Die tastende Wanderung führt zunächst zum Kreuzbein, dessen seitliche Begrenzung das Ilio-Sacralgelenk der konvexen (gedehnten) Seite ist. Es ist wichtig, dem Patienten zu sagen, daß er nicht besondere «Sensationen», Empfindungen oder dergleichen erwarten sollte, sondern lediglich mit seiner Aufmerksamkeit in dem vom Behandler angegebenen Gebiet bleiben sollte. Zweckmäßig ist es, dem Patienten vor solcher Tastarbeit den Aufbau und Verlauf der Wirbelsäule auf einem Anatomie-Atlas zu zeigen, denn besonders wichtig erscheint die Kenntnis des Ilio-Sacralgelenkes, der seitlichen Begrenzung des Kreuzbeins.

Während der Patient aufmerksam seitlich am Kreuzbein, also das Ilio-Sacralgelenk tastet, kann er die Beine ein Stückchen weiter zur konkaven Seite legen, Schrittchen für Schrittchen; immer bemüht, mit der konvexen Beckenseite im Sinken zu bleiben. Weiter geht die Tastarbeit an der konvexen Seite der Lendenwirbelsäule. Wenn allmählich die unteren Brustwirbel tastend erreicht sind, darf der Arm der konvexen Seite leicht gebeugt nach oben gelegt werden. Es ist hilfreich, die Brustwirbelsäule in der Vorstellung in drei Teile aufzuteilen: zunächst am unteren Drittel seitlich tasten, dann das mittlere Drittel mit besonderer Aufmerksamkeit seitlich tastend bedenken. Erst wenn das obere Drittel erreicht wird, darf auch der Schultergürtel – entsprechend der Beinhaltung – zur konkaven Seite transportiert werden, wobei die Hand der konkaven Seite die Hand der konvexen, gedehnten Seite fassen darf und etwas mithelfen kann, Arm und Schultergürtel zur konkaven Seite zu transportieren. Auch der Kopf wird – als Verlängerung der Wirbelsäule – in die Lage mit einbezogen. In der nun entstandenen Mondsichellage sollte der Patient selber beurteilen, ob er erneut die Beinlage im Sinne der Lagerung noch etwas verstärken kann, ohne daß die konvexe Beckenseite sich abhebt. Hilfreich ist es, das gedehnte Bein zu belasten, indem man den Unterschenkel des ungedehnten Beines darüberlegt.

Mit der Tastarbeit geht man nun vom oberen Drittel der Brustwirbelsäule (BWS) zurück zum mittleren Drittel. Der Patient wird aufgefordert, sich vorzustellen, daß am mittleren Drittel der BWS an der konvexen Seite ein Gummiband befestigt sei, das die mittlere BWS mit sanften, aber konsequenten Zug nach lateral zieht, damit der Scheitelpunkt bzw. die stärkste Rundung der Mondsichel im Bereich des mittleren Thorax entsteht. Dabei darf das Bewußtsein für die Atembewegung in der unteren Basis nicht verloren gehen. Auf diese Weise gibt es auch nicht den relativ primitiven Knick im Taillengebiet, der bei einer nicht «entwickelten» Mondlage entsteht.

Es gibt noch andere Möglichkeiten des Tastens während der Entwicklung der Mondlage. Eine bei den Patienten sehr beliebte und in der Wirkung besonders eindrucksvolle ist folgende:

Zunächst wie bei der oben beschriebenen Tastweise vorgehen, auch im Sinne der allmählichen Entwicklung der Lagerung. Wenn man bei der BWS ankommt, auch wieder die Drittelung vornehmen. Nun wird der Patient aufgefordert, vom unteren Drittel der BWS an der konvexen, gedehnten Seite flächig sozusagen die Innenseite der hinteren Thoraxwand nach lateral zu ertasten, «wie ein Töpfer» die Innenwand der Thoraxhülle auszumodellieren bis einschließlich der Seitenwand des Thorax. *Nicht* die Vorderwand des Thorax einbeziehen! Dasselbe wird mit dem mittleren und oberen Drittel vorgenommen. Beim oberen Drittel gelangt man in den Achselhöhlenbereich, was sehr hilfreich ist für das konvexe Schultergelenk. Auch bei dieser Tastform kehrt man noch einmal zurück zum mittleren Drittel der BWS und wiederholt das flächige Tasten zur Seitenwand des Thorax von innen. Man befindet sich also bei diesem flächigen Ausmodellieren mit seiner Aufmerksamkeit immer an der Innnenwand der «Hülle». Im mittleren Drittel der seitlichen Thoraxhülle «modelliert» man besonders aufmerksam diesen Hüllenabschnitt von innen aus. Man kann sogar auch noch die Vorstellung haben, daß ein Gummiband außen seitlich an den mittleren Rippen angebracht sei, das nun auch noch von außen dehnend hilft, gerade diesen Abschnitt zu weiten.

Für die Entwicklung der Mondlage einschließlich des Tastens sollte man für eine Seite mindestens 15 bis 20 Minuten aufwenden. Während dieser Zeit soll der Patient immer wieder aufgefordert werden, sich zu fragen, ob die Atembewegung in der unteren Basis erhalten bleibt, ob man in der unteren Basis nach wie vor «zuhause ist», sie bewohnt, ob man im «Zustand des Sinkens» bleiben kann.

Bei der Mondlage – wie auch bei allen anderen Dreh- und Dehnlagen – kann der Therapeut gegebenenfalls, z. B. bei sehr steifen älteren Patienten oder wenn deren Gewebe Schwierigkeiten beim Dehnen macht, mit sogenannten Hänge- oder Abziehgriffen (s. Hilfsgriffe) helfen. Grundsätzlich sollte sich jedoch der Patient durch selbständiges Arbeiten überzeugen, daß er sich selber helfen kann, ohne Hilfen anderer.

Auflösung: Die Beine und die Arme werden im Wechsel schrittchenweise zurückgeholt, ebenso der Kopf und der Schultergürtel. Ohne hinzuschauen, soll der Übende die Lage einnehmen, von der er meint, jetzt achsengerade zu liegen. Zunächst in dieser Situation sich fragen, was sich an der gedehnten Seite geändert hat.
– Lage, Weite, Länge?
– Auf welcher Ebene diese Seite liegt: tiefer?, höher?
– Wie ist der «Raum» für die Atembewegung vor allem in der Basis?
– Wo spüre ich die Atembewegung deutlicher?
   in der gedehnten?, in der ungedehnten Seite?

Gerade auf diese letzte Frage werden die Antworten unterschiedlich sein. Der eine spürt die Atembewegung deutlicher in der gedehnten Seite, der Raum erscheint weiter, er fühlt sich «hüllenloser», poröser. Der andere spürt die Atembewegung deutlicher an der ungedehnten Seite, weil er sie dort an der begrenzenden Hülle abliest. Beide Antworten, wenn sie ursprünglich und spontan kommen, können richtig sein.

Zum Schluß darf der Patient seine Lage auch mit den Augen kontrollieren und sich aus seiner meist noch leicht konvexen Haltung zurückholen in die Achsengerade. Hierbei wird häufig etwas Unbehagen geäußert, weil die vorher gedehnte Seite sich jetzt wie zusammengestaucht fühlt, während die ungedehnte Seite deutlich nach Dehnung verlangt.

9. Drehlagen

Vor jeder Lagerung, Drehung, Dehnung soll der Patient seine Ausgangssituation erfahren und aufgefordert werden, wahrzunehmen, wie z. Zt. die Qualität seiner Lage im Hinblick auf Sinken ist. Ob vielleicht einzelne Gelenke, z. B. eine oder beide Schultern nicht so gut bodenwärts absinken wie gewünscht. Ob die Lordose der Lendenwirbelsäule noch so störend empfunden wird, oder auch die der Halswirbelsäule. Ob ein Bein oder beide im Leistengebiet festgehalten werden, so daß dadurch auch die entsprechenden Kniegelenke weniger streckfähig sind und nicht absinken können.

9.1 Untere Drehlage

Die Bezeichnung «Untere Drehlage» will darauf hinweisen, daß sich diese Drehlage besonders auf den unteren Teil der Wirbelsäule, insbesondere die der Lendenwirbeläsule, auswirkt.

Der Patient liegt in Rückenlage, zieht beide Beine an, die Füße geschlossen, nicht zu nah am Gesäß aufgestellt (nicht zu nah, weil sonst in der nachfolgenden Dehnung die Lendenwirbelsäule zu stark lordorsiert wird *(Abb. 36)*.

Der Patient wird aufgefordert, ein Knie zur Seite sinken zu lassen, bis auch der Fuß dieses Beines auf der Seite liegt. Der Fuß des anderen Beines wird nun auf die Innenseite des liegenden Fußes in der Weise aufgesetzt, daß die Ferse des oberen Fußes hinter der Ferse des unteren Fußes steht *(Abb. 37)*, um sich für die nachfolgende Dehnung auf dem unteren Fuß abstützen zu können. Dann sinkt das zweite (obere) Knie dem ersten Knie nach. Diese schrittweise Entwicklung der Beinhaltung ist nötig, damit der Patient sich in jeder Phase kontrollieren kann, ob

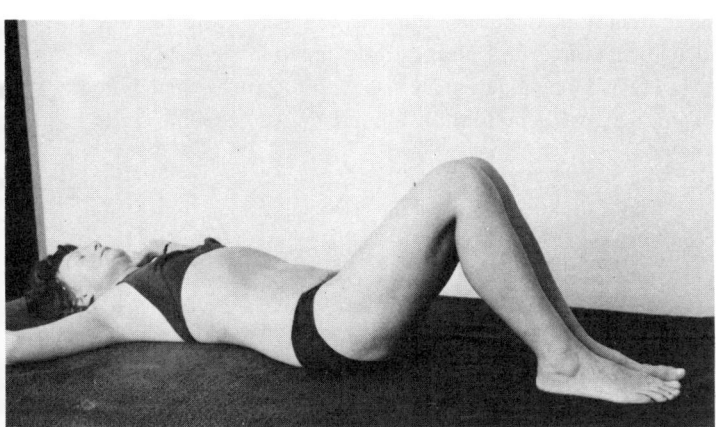

Abb. 36: Ausgangsstellung zur unteren Drehlage.

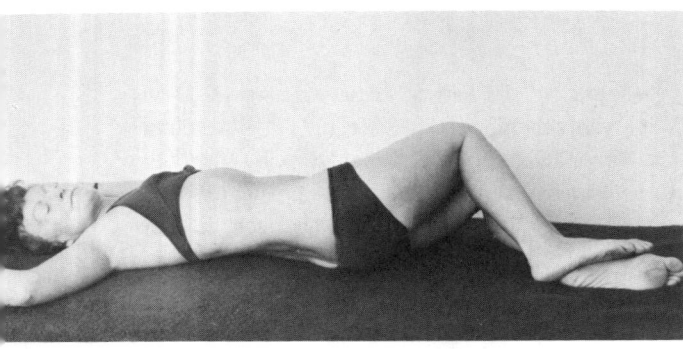

Abb. 37: Die Kniee sinken nacheinander zur Seite.

er immer in einen Zustand des Sinkens bodenwärts kommen konnte (Abb. 37). Die Arme werden nun nach oben in U-Halte gelegt, der Kopf entgegengesetzt zu den Knien gedreht.

Jetzt wird der Patient aufgefordert, die obere Seite zu dehnen in der Weise, daß der Bewegungsansatz der Dehnung vom oberen Knie ausgeht *(Abb. 37)*. Er soll also nicht vom Becken oder Oberschenkel aus schieben, sondern das Knie sollte Oberschenkel und Becken herausholen. Das gelingt mit der Vorstellung, das obere Knie wolle etwas fortschieben. Die dadurch entstehende Dehnung der oberen Körperseite soll gründlich und ausgiebig sein, so daß sie bis in die Achsenhöhle zu spüren ist, und auch das Leistengebiet der oberen Seite gedehnt wird. Nach kurzer Dehnung wieder in die anfängliche Drehlage zurücksinken, wobei nun das Becken als der «gewichtigste» Teil die Sinkbewegung einleitet. Diese Dehnung noch einmal wiederholen, wobei der Patient merken wird, daß sie sich jetzt viel flüssiger ausführen läßt und daß die Stütze, die der obere Fuß auf dem untern findet, sinnvoll genutzt wird *(Abb. 38)*.

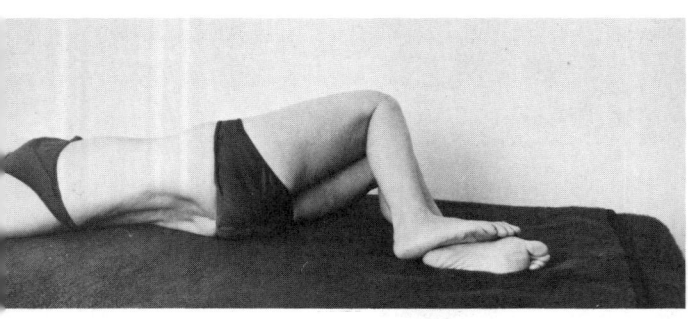

Abb. 38: Das obere Knie holt Oberschenkel und Becken in die verstärkte Drehdehnung.

Nach dieser zweiten Dehnung wieder sinken lassen (Becken zuerst). Jetzt eine kurze Korrektur vornehmen: und zwar die Arme aus der U-Halte zurückführen und sich einen Augenblick auf die Ellenbogen neben dem Körper stützen *(Abb. 39)* und Kopf und Rumpf kopfwärts aus dem Becken herausdehnen und wieder ablegen, Arme zurück in die U-Halte, Kopf wieder in Gegenrichtung zu den Knien gedreht *(Abb. 37)*.

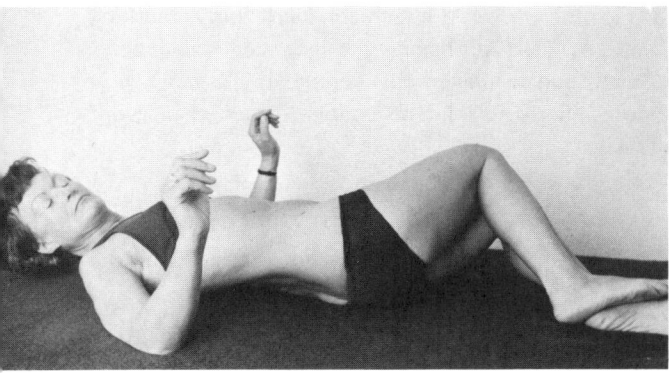

Abb. 39: Kurze Korrektur der Lagerung, um besser zu sinken.

Nach dieser Vorbereitung beginnt erst die eigentliche ausharrende Dreh-Dehnlage *(Abb. 37)*. Angestrebt wird, daß der Patient in dieser Position sich mehr und mehr sinken läßt, d. h., daß er weder die Drehung muskulär verstärkt, noch das Becken willentlich bodenwärts drückt. Zu Beginn wird meistens am deutlichsten ein Dehnzug am Tractus iliotibialis der gedehnten Seite gespürt. Allmählich verlagert sich das Dehnempfinden auf den dorsalen Bereich: Glutaeen, lumbales Gebiet. Der Patient wird aufgefordert, sich sinken zu lassen wie in eine «Hängematte», wobei man bei diesem Vergleich im Grunde genommen seine eigene Hülle als Hängematte spüren sollte. In der Vorstellung ist diese am oberen Knie und in der gleichseitigen Achselhöhle befestigt.

Bei älteren Patienten, oder wenn das Absinken der Lendenwirbelsäule wegen Schmerzen Schwierigkeiten bereitet, kann man unter das untere Knie zunächst ein kleines Kissen schieben. Es geht bei der «Unteren Drehlage» nicht um die Intensität der Drehung, sondern darum, auch in einer vielleicht mäßigen Drehung in den Zustand des Sinkens zu kommen.

Die «Untere Drehlage» soll möglichst lange als Ausharrsituation beibehalten werden, mindestens 10 Minuten je Seite. Man kann sie auch gut im Bett ausführen. Manche Patienten schlafen dann in dieser Drehlage ein, was ein besonders gutes Ergebnis bringt.

Auflösung der Lagerung

Der obere Fuß bleibt als «Fahrgast» auf dem unteren Fuß, der sich wie ein «Schlitten» langsam fußwärts in die Beinstreckung schiebt. Ganz zum Schluß erst steigt der Fahrgast ab. Diese Art der Auflösung gewährleistet ein längeres Gelöstsein des gedehnten Beines und vermeidet ein eventuelles Ausweichen in die Lendenwirbelsäule-Lordose. Die Arme dann neben den Körper legen, Kopf zurück in Mittelstellung drehen.

Kontrollen

Zur Kontrolle darf sich der Patient ein wenig zurechtrücken oder -rollen. Dann die Veränderung wahrnehmen:
– Lage und Form der gedehnten Beckenseite, der ganzen Körperseite.
– Auf welcher Ebene liegt die gedehnte Seite? tiefer – höher?
– Wird die gedehnte Seite breiter / schmaler – länger / kürzer empfunden?
– Wie wird die Atembewegung im Raum der unteren Basis empfunden? Auf der gedehnten Seite / auf der ungedehnten Seite?

9.2 Brustdrehlage

Die Brustdrehlage wirkt sich, wenn sie richtig ausgeführt wird, auf die Brustwirbelsäule aus im Sinne besserer Drehfähigkeit und allmählich besserer Streckung (Aufrichtung), um eine BWS-Kyphose zu verringern. Außerdem hat sich herausgestellt, daß die Atembewegung im lumbodorsalen Bereich deutlich verbessert wird.

Zunächst Kontrolle in Rückenlage, um die Ausgangssituation zu erfahren. Aufbau der Brustdrehlage aus Seitenlage: Unteres Bein angebeugt, oberes Bein gestreckt, das Knie des oberen Beines wird in die Fußwölbung des unteren Fußes gelegt *(Abb. 40)*. Auf diese Weise stützen sich beide Beine gegeneinander ab, wenn der Patient sich jetzt mit dem Schultergürtel und Rumpf so gegen das

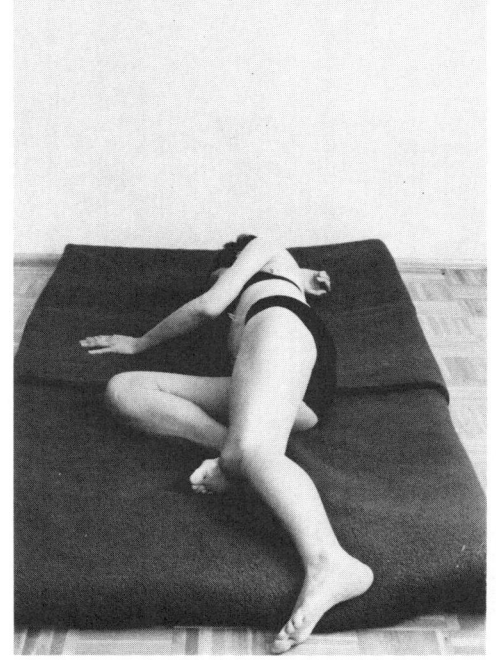 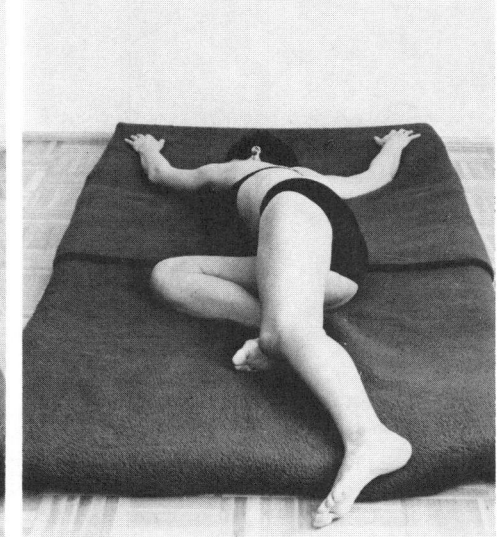

Abb. 40: Vorbereitung zur Brustdrehlage.   *Abb. 41: Brustdrehlage.*

Becken dreht, daß das Brustbein am Boden liegt. Beide Arme werden dann in 135' Abduktion schräg nach oben gelegt, der Kopf wird in entgegengesetzter Drehung zum Schultergürtel abgelegt, d. h. die Nase zeigt zur Seite des unteren, angebeugten Knies *(Abb. 41)*. Dadurch wird die Wirkung gegen die Kyphose der Brutwirbelsäule im Sinne der Aufrichtung (Streckung) verbessert.

Eine kurze Korrektur wird vorgenommen: die Hand des ungedehnten Armes (vormals der obere) in der Nähe des Gesichts aufsetzen, kurz auf beide Arme stützen *(Abb. 42)*, die Drehung des Schultergürtels noch etwas verstärken und dabei gleichzeitig den Rumpf etwas aus dem Becken kopfwärts dehnen. Anschließend die vorherige Position wieder einnehmen. Der Patient wird spüren, daß die vielleicht anfangs sehr schmerzhafte Dehnung im Achselhöhlenbereich der gedehnten Seite nun erträglicher ist. Jetzt kann der vordere Arm (ungedehnte Seite) abwärts gelegt werden, so daß die Hand auf dem Handrücken etwa vor dem unteren Knie liegt *(Abb. 43)*.

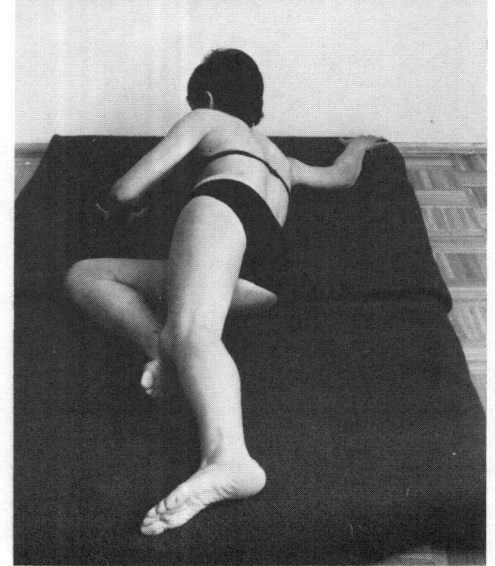 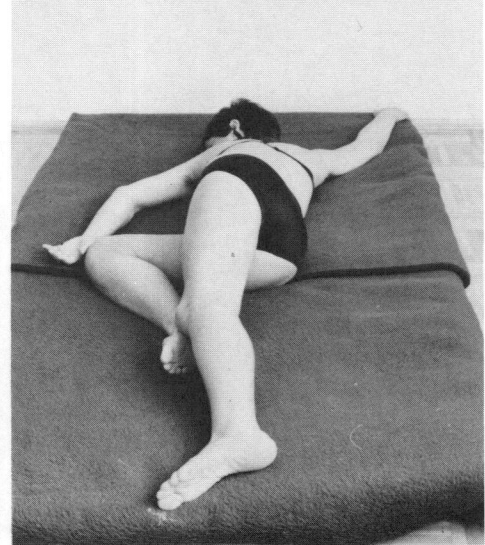

Abb. 42: Kurze Korrektur.   Abb. 43: Endgültige Brustdrehlage.

In dieser Position, der eigentlichen Brustdrehlage, sollte der Patient so lange wie möglich ausharren, was bei manchen anfangs recht schmerzhaft sein kann. Vor allem sollte sich der Patient auf die Atembewegung im lumbalen Bereich konzentrieren, die in der Brustdrehlage zunehmend deutlicher wird, da eine kosto-sternale Atembewegung praktisch kaum möglich ist und die ventrale Ausweichmöglichkeit begrenzt ist. Es hat sich erwiesen, daß sich die Dreh- und Dehnfähigkeit durch die Brustdrehlage sehr schnell, d. h. im Verlaufe weniger Behandlungen, derart verbessert, daß der Patient die anfänglich schmerzhafte Lagerung nun erträgt, weil die Dehnschmerzen sich gemindert haben.

Man soll dem Patienten auch klar machen, daß er mit dieser Lagerung selbständig, ohne geringste Mithilfe eines Therapeuten, wirkungsvoll an sich arbeiten kann. Die Dauer der Lagerung hängt anfänglich von der Möglichkeit ab, sie auszuhalten. Nicht unter 5 Minuten, lieber länger, und bald auf 10 Minuten und länger steigern.

Auflösung der Brustdrehlage

Die Hand des nach unten gelegten Armes neben dem Gesicht aufsetzen, den Oberarm des gedehnten Armes liegen lassen, nur den Unterarm anbeugen, aufstützen, in die Rückenlage zurückdrehen *(Abb. 44)*.

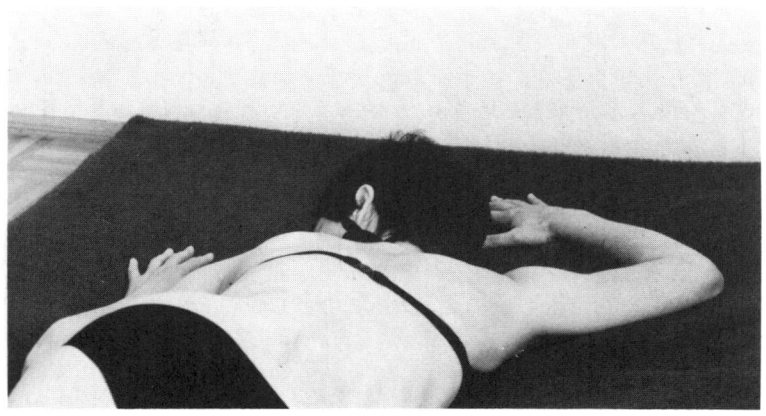

Abb. 44: Auflösung der Lagerung.

Oder:

die eine Hand wie oben aufstützen, den Ellenbogen des gedehnten Armes abwärts ziehen, so daß sich das Ellenbogengelenk beugt, aufstützen, zurückdrehen in die Rückenlage.

Kontrollen

- Zeit lassen, die sich langsam erst entwickelnden Veränderungen wahrzunehmen.
- Wie liegt die gedehnte Seite? Wie groß empfinde ich die gedehnte Seite gegenüber der anderen?
- Wie empfinde ich das Rumpf-Volumen der gedehnten Seite, größer / kleiner?
- Wie spüre ich die Atembewegung in der unteren Basis, in der gedehnten, in der ungedehnten Seite?

9.3 Rückendrehlage

Die Rückendrehlage wird in Seitenlage mit angebeugten Knien begonnen, um zunächst nach der Qualität der Atembewegung im lumbo-dorsalen Bereich zu fragen und die Aufmerksamkeit dorthin zu lenken. Dann wird das untere Bein bequem nach unten ausgelegt, das obere bleibt gebeugt vor dem Rumpf liegen *(Abb. 45)*. Nun wird der obere Arm in großem Bogen *(Abb. 46)* vor dem Rumpf beginnend über den Kopf hinweg nach oben hinten geführt, bis der Arm in etwa 135' Abduktion ist, sozusagen als Verlängerung des M.pectoralis. Der Kopf folgt der Bewegung des Armes, indem er der Handinnenfläche nachschaut und somit in dieselbe Drehung kommt wie der Rumpf *(Abb. 47)*. Das obere, gebeugte Knie sollte unbedingt Bodenberührung behalten (Fixierung des Beckens), unter Umständen muß die Hand des unteren Armes das Knie am Boden festhalten. Sollte das Knie mühelos unten bleiben (das hängt zum Teil auch von den Proportionen des Körpers ab), wird auch der untere Arm in etwa 135' Abduktion gebracht *(Abb. 47)*.

Das Gewicht des oberen Armes bewirkt die zunehmende Dreh- und Dehnfähigkeit des Rumpfes, die anfangs oftmals sehr schmerzhaft ist. Das Ziel ist, daß bei 135' Abduktion die gedehnte Schulter und der Arm aufliegen *(Abb. 47)*. Die Lagerung sollte – wie alle anderen Dehnlagen – ausharrend geübt werden, also mindestens 10 Minuten lang. Wenn der Patient große Schwierigkeiten in dieser Position hat, kann die Drehlage durch Anbeugen des oberen Armes, Hand auf oder hinter den Kopf gelegt, erleichtert werden. Der Behandler kann an der gedehnten Seite Hilfsgriffe z. B. Packe- und Hängegriffe, geben oder auch in Selbstbehandlung vom Patienten durchführen lassen.

Auflösen der Lagerung

Die Rückendrehlage wird so beendet, wie es am leichtesten fällt. Es spielt keine Rolle, ob der Patient zuerst den Arm und dann das obere Bein zurückführt oder umgekehrt, um in die Rückenlage zu kommen. Arme neben den Körper legen.

Kontrollen

– Was hat sich geändert? Wie liegen Becken und Schulter der gedehnten Seite?
– Wie hat sich die Dehnung auf die Atembewegung ausgewirkt? Wo spüre ich die Atembewegung am deutlichsten?

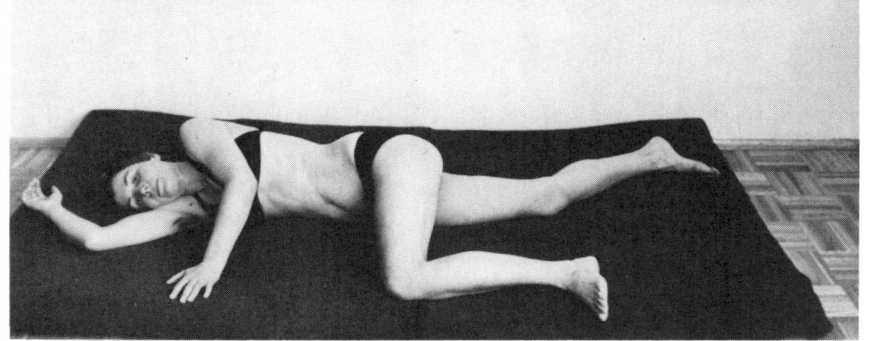

Abb. 45: Ausgangsstellung zur Rückendrehlage.

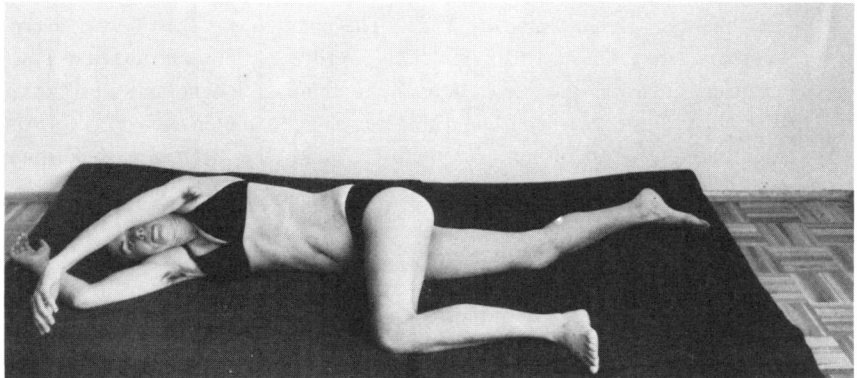

Abb. 46: Der obere Arm wird über den Kopf geführt.

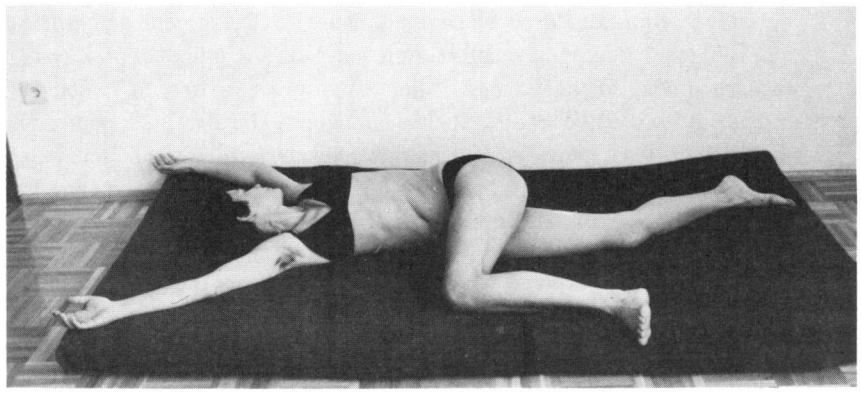

Abb. 47: Endgültige Rückendrehlage.

10. Dehnlagen durch Abhängen vom Behandlungstisch

Bei den Dehnlagen vom Behandlungstisch handelt es sich um Hängelagen, in denen der dehnende Zug durch Abhängen von Körpergewicht, also durch vom Behandlungstisch überhängende Körperbereiche erreicht wird. Diese Form der Behandlung muß behutsam entwickelt werden, so daß beim Patienten keine Ängste entstehen, noch eine körperliche Überforderung durch ein Zuviel auftritt.

Der Sinn der dehnenden Hängelagerungen besteht vor allem in der Dehnung und Fixation des Thorax, wodurch bei richtiger Lagerung und gleichzeitiger Behandlung durch den Therapeuten die Atembewegungen mühelos in die untere Basis «gelockt» werden. Außerdem hat man eine ausgezeichnete Möglichkeit, dehnend und ausgleichend auf die ganze Wirbelsäule einzuwirken. Die Hängelagerungen bieten sich also an für Asthmatiker, Bronchitiker, Bechterew-Kranke (bei letzteren muß man allerdings Konzessionen machen im Hinblick auf die Haltung der Arme, des Kopfes und dergleichen), sowie für alle chronischen Wirbelsäulensyndrome, einschließlich Skoliosen und Scheuermann. Vorsichtig muß man sein bei Hypertonie, Schilddrüsenerkrankungen, Netzhautablösungen und Glaukom. Bei diesen Erkrankungen ist in bescheidenem Maße – trotzdem aber sehr wirkungsvoll – nur das Rückwärtsabhängen möglich. Man kann – nur für den Kopf – den Tisch «verlängern» durch den höhenverstellbaren Pendelsitz, durch einen entsprechend hohen Pezziball oder dergleichen, so daß der Kopf nicht rückwärts tiefer abhängt, trotzdem aber die Brustwirbelsäule im Sinne der Streckung aufgerichtet wird. Die folgend beschriebenen Hängedehnlagerungen sollten in jedem Fall erst gründlich in Zusammenarbeit von Therapeut und Patient abgesprochen werden, wobei es hierbei auf wesentliche Einzelheiten ankommt, die der Therapeut dem Patienten erklären muß. Der Patient muß genau wissen, wie er liegen, bzw. über die Tischkante überhängen sollte, bzw. darf. In Gegenwart des Patienten sollte die Tischkante gut gepolstert werden, allerdings darf es zu keiner wulstartigen Polsterung auf der Tischkante kommen, weil der Patient sonst beim Rückwärtsabhängen auf einer «Nackenrolle» liegt. Dadurch würde die angestrebte Dehnung – Streckung der Halswirbelsäule zu einer verstärkten Lordosierung der Halswirbelsäule umfunktioniert. Als sehr praktisch empfiehlt sich eine unbezogene Schaumgummimatte, ca. 2 cm stark, die zunächst direkt auf den Behandlungstisch gelegt wird. Auf diesen Schaumgummi erst werden die eigentlichen polsternden Decken, Kissen oder dergleichen gelegt. Das Schaumgummi plus Gewicht des Patienten garantiert, daß der Patient nicht ins Rutschen kommt, gibt ihm also absolute Sicherheit.

10.1 Rückwärtsabhängen

Nun die eigentliche Lagerung: Auf dem gut vorbereiteten Behandlungstisch (am besten sollte er annähernd 1 m breit sein; man kann aber auch zwei schmale Behandlungstische nebeneinander stellen) legt sich der Patient zum Rückwärtsabhängen in Rückenlage, breitet beide Arme in ca. 90' Abduktion und Außenrotation aus, so daß die Arme zunächst noch auf dem Tisch liegen, während der Patient so weit kopfwärts über die Kante rutscht, daß der Hinterkopf ein wenig über die Tischkante hängt. Hierbei ist folgendes unbedingt zu beachten: Der Patient darf sich in der Halswirbelsäule nicht «abgeknickt» fühlen, er sollte eher eine gewisse Dehnung der Halswirbelsäule, gleichzeitig aber auch das «Sinken» der Lendenwirbelsäule empfinden. Ist beides nicht der Fall, ist der Patient also zu weit über die Tischkante gerutscht, muß er wieder ein Stückchen zurück, bis er selbst überzeugt ist, sich nicht abgeknickt in der Halswirbelsäule zu fühlen und auch eine abgesunkene Lendenwirbelsäule zu haben. Der Therapeut sollte den Mut haben, sich nach den Angaben des Patienten zu richten, denn kein noch so erfahrener Therapeut kann mit Sicherheit vom Augenschein her beurteilen, *wann* beim Patienten das Gefühl des Abgeknicktsein der Halswirbelsäule und evtl. ein Druck auf den Vorderhals, die Schilddrüse, den Kehlkopf auftritt. Als Hilfe für den Therapeuten: Man denke ja nicht, der Asthmatiker, der ja in seiner Atemnot ziemlich hoch gelagert im Bett liegt, könne diese Lagerung in leichteren Atemnotzuständen nicht einnehmen. Asthmatiker und obstruktive Bronchitiker werden im Zustand leichter Atemerschwerung zur Zwerchfellatmung gezwungen, was an den größeren abdominalen Atembewegungen zu erkennen ist. Der Thorax ist in Einatemstellung fixiert, so daß die verengten Bronchien erweitert sind. Während der Ausatmung wird das Zwerchfell durch den Druck der Bauchorgane, d. h. durch die Schwerkraft in Richtung des Brustraums verschoben. Die Ausatmung wird also durch die Schwerkraft geleistet, die sich meist einsetzenden Ausatemmuskeln des Bauches werden entlastet. Der Patient hat Atemerleichterung, auch weil er etwas entbläht ist und das Zwerchfell sich aus der in den Brustraum weiter verschobenen Ausgangslage am Ende der Ausatmung (Atemruhelage) stärker kontrahieren kann.

Während der ausharrenden Lagerung und durch die gleichzeitige Behandlung durch den Therapeuten wird es bei wiederholten Behandlungen möglich, den Patienten aufzufordern, von Zeit zu Zeit ein Stückchen weiter kopfwärts über die Tischkante hinaus zu rutschen in kleinsten «Schritten». Der Therapeut sollte nie vergessen, bei jedem neuen Schritt die beiden anfänglichen Fragen zu stellen: Fühlen Sie sich auch nicht abgeknickt in der Halswirbelsäule? Kann die Lendenwirbelsäule noch sinken? Also, kein übertriebener Ehrgeiz! Patienten, die relativ weit hintenüberhängen können, werden schließlich das Bedürfnis haben, die Arme aus der seitlichen Abduktion mehr in die Verlängerung der Körperlängsachse über den Kopf hinaus zu führen. Hierbei dürfen gegebenenfalls die Hände gefaltet werden. Dieses Nachobenführen der Arme sollte man – wenn der Patient über «eingeschlafene» Hände klagt – auch schon zu einem früheren Zeitpunkt für kurze Zeit gestatten, dann aber die Arme wieder zurücknehmen lassen.

Zur Behandlung kann sich der Therapeut neben den Patienten setzen und die Unterarme auflegen. Die Behandlung während des Rückwärtsabhängens besteht in Hänge- und Packegriffen, die der Therapeut im Taillengebiet beginnend an der Thoraxwand seitlich in Richtung auf den hinteren Achselhöhlenrand gibt. Es sollte auf diesem Wege aber auch gründlich einbezogen werden das Gewebe vorn auf den Rippen bis unter den Brustansatz bei Frauen und zum Brustbein hin. Vorsicht bei Männern: auch sie haben Brustdrüsen.

Die Hängegriffe können gerade beim Rückwärtsabhängen besonders gut variiert werden: wenn der Therapeut eine Hautfalte besonders sicher im Griff hat, kann er sie – ohne sie zwischendurch loszulassen – nach mehreren Richtungen hin dehnen. Anmerkung: s. Hilfsgriffe: Nicht im Atemrhythmus arbeiten. An der Seitenwand des Thorax z. B. vom Körper fort, dann mit demselben Griff nach unten oder nach oben dehnend, wie es sich beim Gewebe des Patienten ergibt. Je

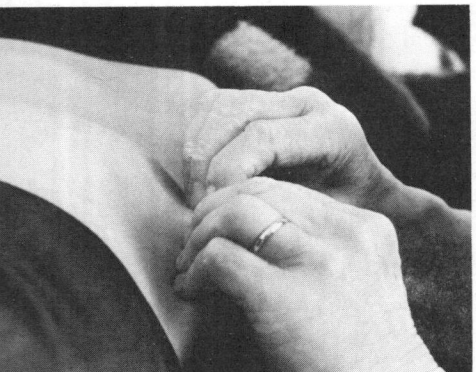

Abb. 48: Hänge- bzw. Packegriffe, Finger oben, Daumen unten.

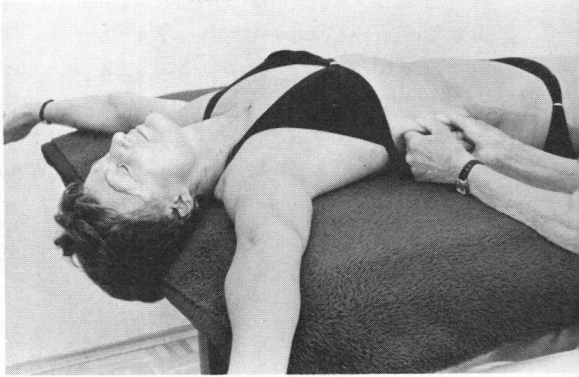

Abb. 49: Hänge- bzw. Packegriffe, Finger unten, Daumen oben.

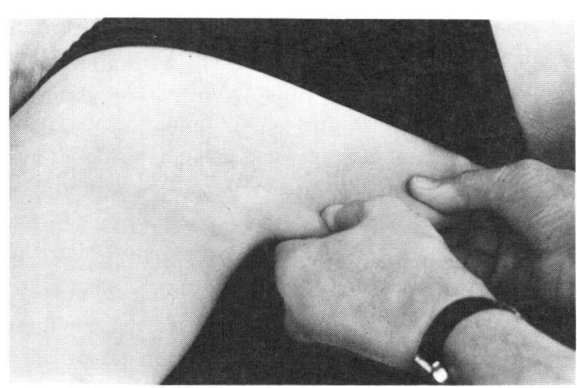

Abb. 50: Packegriff am M. latissimus.

nach dem Bereich, in dem man arbeitet, oder dem Gewebe, das man zu fassen bekommt, kann man wechselweise im Auf- oder Untergriff arbeiten, d. h.: mal sind die Daumen unten und die Finger oben, mal umgekehrt *(Abb. 48, Abb. 49)*.

Im Bereich der hinteren Achselhöhle bietet es sich meist an, die Finger unten, die Daumen oben zu haben *(Abb. 50)*, um das Gewebe auf dem M.latissimus besonders intensiv zu behandeln. Wichtig wäre in diesem Bereich, verlängernd bis zum Oberarm am M.deltoideus und M.triceps zu arbeiten.

Es folgen einige wenige sehr weiche Hängegriffe im Gewebe über dem M.pectoralis *(Abb. 51)*, auch hier sich fortsetzend bis zum M.deltoides und M.biceps.

Nachdem man auf diese Weise die Achselhöhle umrandet hat, kann man sich – sehr weich und zart arbeitend – mit immer kleiner werdenden Hängegriffen, zum Schluß nur noch mit zwei Fingern arbeitend, bis in das Zentrum der Achselhöhle vorarbeiten *(Abb. 52)*. Hierbei darf selbstverständlich nur die

Abb. 51: Sehr weicher Packegriff auf dem M. pectoralis.

Abb. 52: Sehr zarter Hängegriff mit nur je 2 Fingern in der Haut der Achselhöhle.

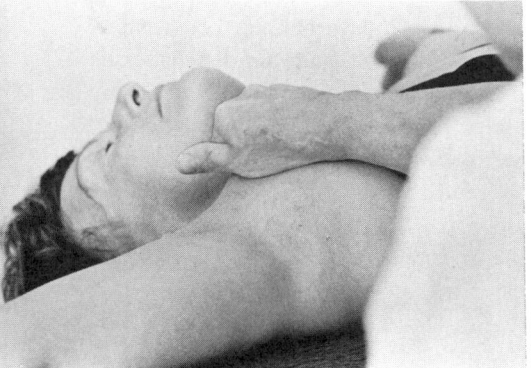
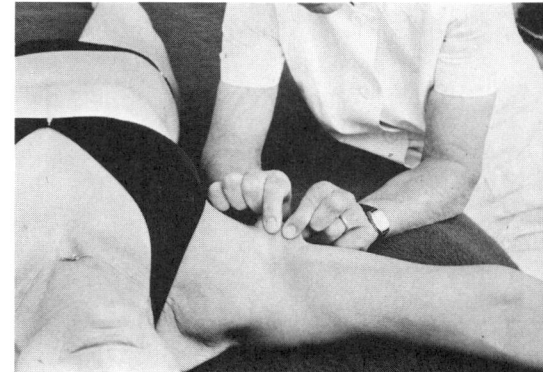

oberflächliche Haut gegriffen werden, um das tiefer gelegene Drüsengewebe nicht zu irritieren. Der Patient darf keinesfalls ein Schmerzempfinden haben. (Sollte der Patient stark in der Achselhöhle transpirieren, so daß man mit dem Griff abrutscht, lege man ein Tempotaschentuch auf).

Mit der Lagerungs- bzw. Behandlungsdauer sollte man sich dem Behagen oder auch Unbehagen des Patienten anpassen, d. h. es wäre schon anzustreben, daß man innerhalb einer Behandlung an beiden Seiten des Patienten arbeitet. Wenn das aus irgendeinem Grunde nicht möglich oder nicht geboten ist, kann man die zweite Seite bei der nächsten Behandlung vornehmen.

Auflösung der Lagerung

Helfen Sie zunächst dem Patienten, die Arme zurückzuführen, oder – wenn der Patient beide Arme als Verlängerung des Körpers über dem Kopf hat – soll er seine Hände falten und *unter Spannung* beide Arme zurückführen. Hierbei sollte der Therapeut, sobald die Arme des Patienten ihm nicht mehr im Wege sind, den Kopf des Patienten stützend in seine Hände nehmen, während der Patient – die Arme nun neben sich auf dem Tisch – «schrittchenweise» fußwärts rutscht, bis der Kopf ganz auf dem Tisch liegen kann. Bauen Sie während dieser Prozedur schnell die ganze Polsterung der Tischkante ab, so daß der Patient absolut horizontal liegt. Lagern Sie mit wenigen Griffen (s. II,5) den Patienten und befragen ihn nach kurzer Gewöhnung an die neue Situation nach seinem Eindruck im Hinblick auf die Lagerung: Fast immer wird spontan die Aussage kommen: «Ich liege auf einem dicken Kissen oder einem Kopfkeil». Oder: «Nehmen Sie doch mal das Kissen weg.» Oder: «meine Halswirbelsäule liegt ja auf – und die Lendenwirbelsäule auch!»

Woher kommt das? Die Gründlichkeit, mit der Sie als Behandler darauf bestanden, daß während der Lagerung die Halswirbelsäule sich nicht abgeknickt fühlte, und die Lendenwirbelsäule sinken konnte, hat bewirkt, daß sich durch den dehnenden Zug von Kopf und Hals die Brustwirbelsäule im Sinne der Streckung aufrichten konnte. Dadurch ist nach der Dehnlagerung, beim Nachruhen in Rückenlage die ganze Wirbelsäule gedehnter, und Halswirbelsäule und Lendenwirbelsäule sind deutlich abgesunken. Dies ist nicht nur für den Patienten spürbar, sondern auch für den Behandler sichtbar. Darüber hinaus wird vom Patienten fast immer geäußert, er hätte eine Empfindung, als ob der Kopf auf einem mehr oder weniger starken Kissen läge, was ein deutliches Anzeichen für eine Veränderung in der Halswirbelsäule im Sinne des Sinkens ist.

Außerdem wird immer geäußert, daß im Thoraxgebiet (durch die Dehnung und zusätzlichen Hilfsgriffe) eine angenehme Erweiterung zu spüren ist, die jedoch absolut nicht zum «Hochatem», also zur kosto-sternalen Atembewegung verlockt, sondern im Gegenteil zu deutlich sichtbarer und für den Patienten fühlbarer Atembewegung im abdominalen Bereich.

10.2 Seitwärtsabhängen

Die Polsterung der oberen Tischkante wird genauso sorgfältig vorgenommen wie beim Rückwärtsabhängen. Der Patient soll in Seitenlage nur so weit über die Tischkante rutschen, daß er diese gerade eben mit der Achselhöhle umschließt. Der abwärts hängende Arm soll noch am Tisch «schleifen» und nicht frei hängen, weil nur dann die intensive Dehnung der mittleren Intercostalräume der konvexen Seite möglich ist. Natürlich darf kein Druck in der Achselhöhle entstehen.

Der Arm der gedehnten Seite wird über den Kopf geführt und soll – als Verlängerung der gedehnten Seite – die Dehnung verstärken. Es muß gut darauf geachtet werden, daß der Patient wirklich genau seitlich liegt, also auf seiner Schmalseite, sowohl mit Becken als auch Thorax, also weder nach vorn noch nach hinten kippt, unteres Bein liegt gebeugt, oberes Bein zur Verstärkung der Dehnung möglichst gestreckt *(Abb. 53)*.

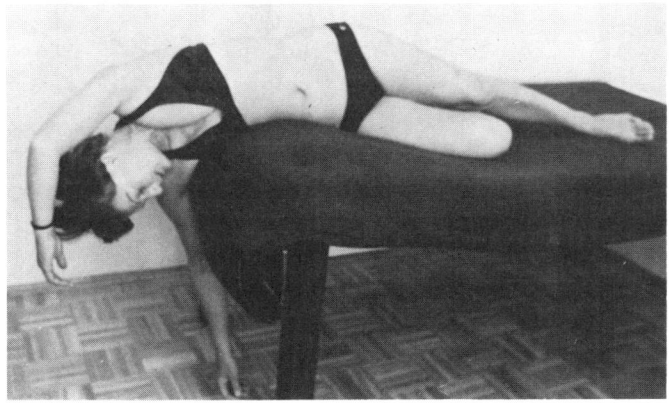

Abb. 53: Ausgangsstellung zum Seitwärtsabhängen.

Der Behandler beginnt jetzt vom Taillengebiet des Patienten beginnend mit Hängegriffen zu behandeln. Nicht nur die seitliche Thoraxwand, sondern auch am Rücken und den vorderen Intercostalgebieten, besonders gründlich im Schulterbereich. Wenn der Patient den oberen Arm (der gedehnten Seite) nicht gut allein hängen lassen kann, weil das Schultergelenk nicht ausreichend frei beweglich ist, darf der Behandler dem Patienten etwas helfen, indem er den Arm in der richtigen Position hält. Hierbei ist zu beachten, daß der Arm des Patienten nicht angehoben, sondern nur nach hinten gehalten wird *(Abb. 54, 55, 56)*.

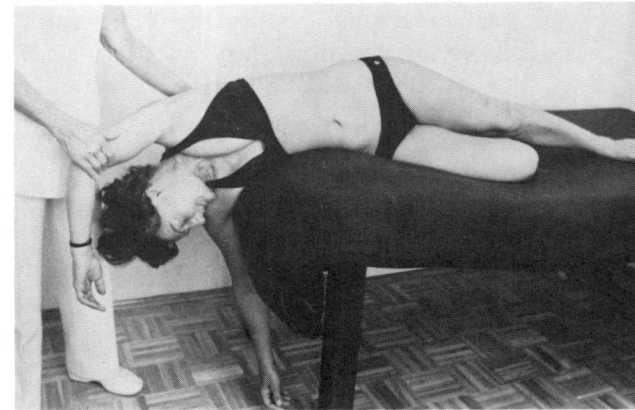

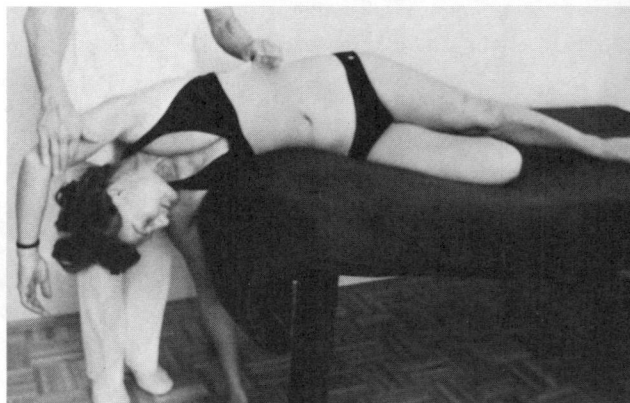

Abb. 54 und 55: Packe- und Hängegriffe am Thorax. Manchmal muß der obere Arm etwas nach hinten gehalten werden vom Behandler.

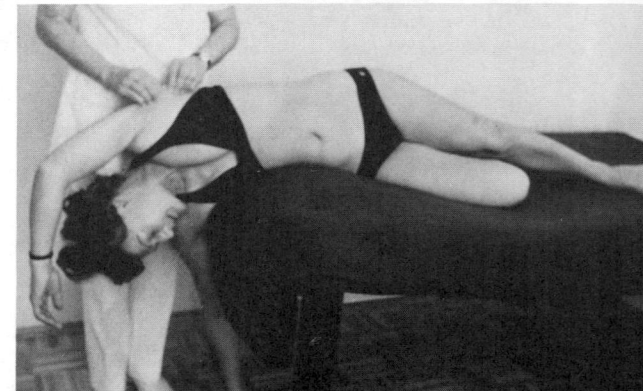

Abb. 56: Hängegriffe.

Nachdem die gedehnte Seite mit Hängegriffen durchbehandelt wurde, kann mit hohlen Händen die Thoraxseite leicht geklopft werden. Danach nimmt man eine passive Dehnung vor. Der Therapeut steht hinter dem noch abhängenden Patienten, faßt mit der Kleinfingerkante der einen Hand in die Ellenbeuge des Patienten, mit der anderen Hand oberhalb des Beckenkammes und dehnt diesen stark fußwärts, wobei die Hand in der Ellenbeuge lediglich den Gegenhalt gibt; die Haupteinwirkung des Therapeuten liegt am Becken *(Abb. 57)*.

Im Anschluß kann der Therapeut – was vom Patienten immer als sehr wohltuend empfunden wird – diesen noch seitlich ausheben, d. h. der Therapeut stellt sich unmittelbar hinter den immer noch abhängenden Patienten direkt an die obere Tischkante, faßt den gedehnten Arm des Patienten in der Weise, daß die Zeigefingerseite der Hände des Behandlers in der Ellenbeuge des Patienten dessen Oberarm umschließen, der Unterarm hängt gebeugt *(Abb. 58)*.

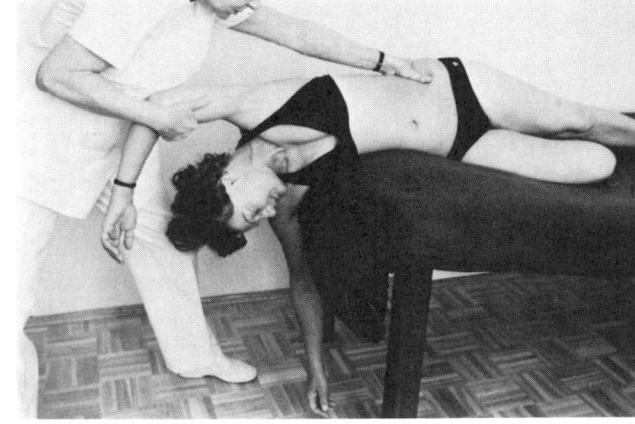

Abb. 57: Dehnung in Seitwärtshang.

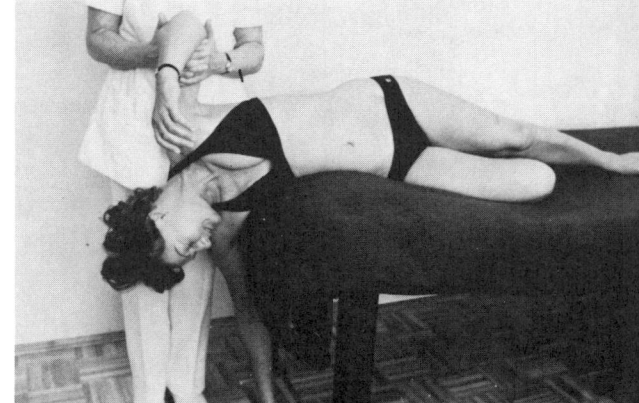

Abb. 58: Vorbereitung zum Dehnen des oberen Armes.

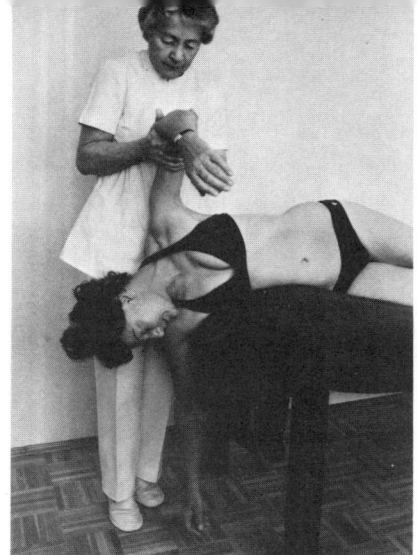 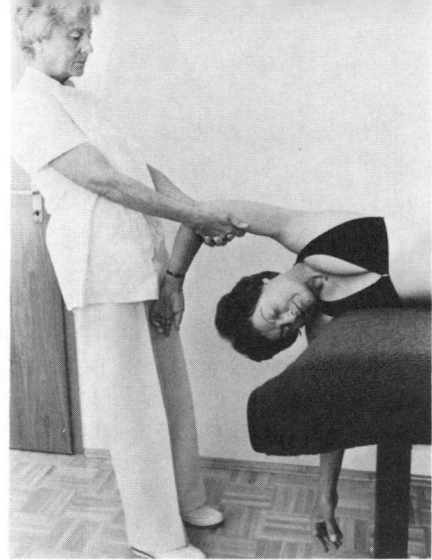

Abb. 59: Dehnung des oberen Armes, damit der Rumpf des Patienten ins Hängen kommt. *Abb. 60: Abschließende Dehnung.*

Mit diesem sehr sicheren Griff hebt der Behandler den Thorax und Schultergürtel des Patienten im langsamen «Crescendo» vom Tisch ab und läßt ihn ebenso sanft wieder auf den Tisch zurücksinken, wie eine Ziehharmonika, die man auseinander zog und wieder zusammen sinken läßt *(Abb. 59)*. Diese Anwendung 2 bis 3 mal wiederholen.

Zum Abschluß wird der Patient nochmals passiv gedehnt. Der Therapeut faßt den wie anfangs über dem Kopf hängenden Oberarm wieder in der Ellenbeuge; nunmehr liegt die Kleinfingerseite der Behandlerhände in der Ellenbeuge, die Füße des Behandlers stehen unter der herabhängenden Hand *(Abb. 60)*.

Nun lehnt sich der Behandler – völlig aufgerichtet – langsam zurück, d. h. zunächst dehnen sich Nacken, Schultergürtel und Arme des Behandlers, und erst allmählich «fließt» die Dehnung in die ganze Seite des Patienten über. Bei dieser Art des Dehnens kann beim Patienten nie eine Zerrung entstehen, denn wieder ist es das langsame «Crescendo», was nicht nur außerordentlich wirksam ist, sondern vom Patienten auch als angenehm empfunden wird. Nach dieser Dehnung hilft man dem Patienten wieder in die Rückenlage auf den Tisch (Kopf abstützen), alle Polsterungen werden schnell weggenommen und der Patient wird nach der Wirkung der Dehnlagerung gefragt.

10.3 Vorwärtsabhängen

Indikation: Skoliosen, Scheuermann, Bechterew, Kypho-Lordosen, Wirbelsäulen-Syndrome

Kontraindikation: Hypertonie, Glaukom, Netzhautablösung, Überfunktion der Schilddrüse.

Das Kopfende des Behandlungstisches muß wie beim Rückwärts- und Seitwärtsabhängen sehr gut und absolut rutschsicher gepolstert sein (z. B. Schaumgummiauflage direkt auf den Tisch unter die Polsterung). Wenn der Tisch nicht hoch genug ist, muß das Kopfende des Tisches durch Unterschieben von Klötzen erhöht werden *(Abb. 62, 64).* Der Patient legt sich in Bauchlage auf den Tisch und arbeitet sich soweit nach vorn – ohne die gesicherte Polsterung zu verschieben – bis er bei gebeugten Hüftgelenken mit den Leisten die Tischkante umschließt. Während dieser Vorbereitung ist es ratsam, dem Patienten am Kopfende vor dem Tisch zunächst einen Hocker zum Abstützen hinzustellen.

Jetzt erst – bevor der Patient sich dem freien Hang überläßt – werden die Unterschenkel des Patienten fixiert, entweder mit Schrottbelastungssäcken, schweren Sandsäcken oder einem Gurt. Diese Fixierung sollte nicht zu nah an den Fersen angebracht werden, sondern auf den Waden, weil sonst die Überstreckung bzw. Überdehnung der Beinbeuger während der Lagerung zu unangenehm wird. Jetzt wird der Hocker entfernt und der Patient versucht, frei zu hängen. Die Arme werden unter den Tisch gelegt auf den Handrücken, ohne sich abzustützen. Manche Patienten kreuzen lieber die Arme vor dem Gesicht, sind m. E. dann allerdings nicht so gut entspannt. Es sollten wirklich der hängende Rumpf und die Beine auf dem Tisch einen Winkel von 90° bilden *(Abb. 61).* Der Patient muß befragt werden, ob ihn nichts in der Leistenbeuge drückt. Der Kopf des Patienten soll noch mindestens einen Spielraum von 4 bis 5 cm zum Boden haben, weil während der Dehnung eine deutliche Verlängerung des Rumpfes ensteht.

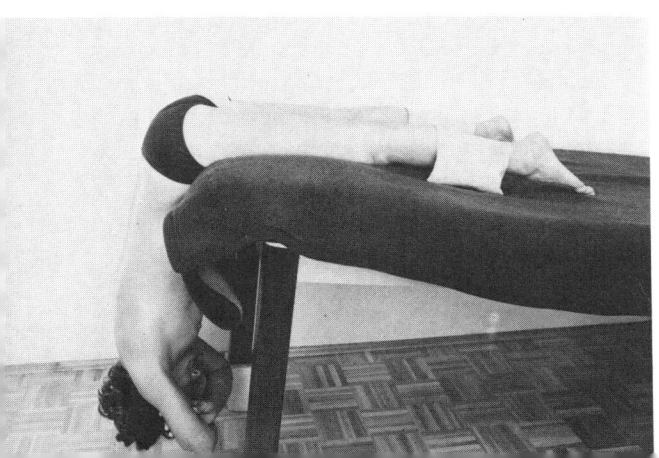

Abb. 61: Ausgangsstellung zum Vorwärtsabhängen.

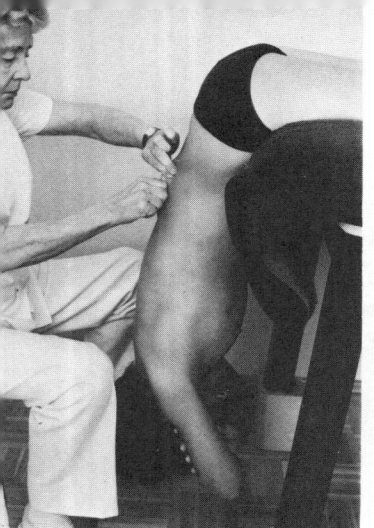 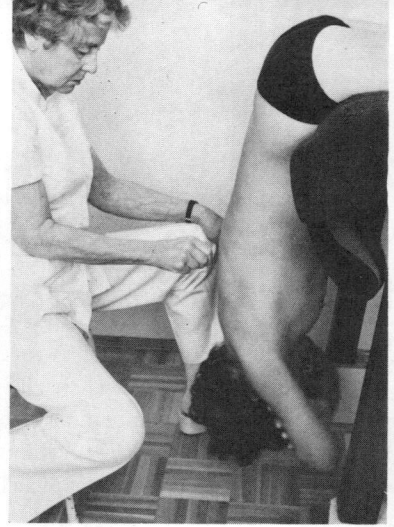 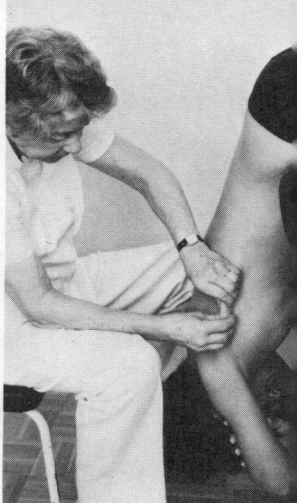

Abb. 62 und 63: Hängegriffe im Gewebe. *Abb. 64: Hängegriffe an der Haut über dem M. Latissimus.*

Jetzt setzt sich der Therapeut am Kopfende des Tisches vor dem Rücken des Patienten auf einen Hocker und – vom Sitzknorren beginnend – erfolgt nun eine gründliche Behandlung des ganzen Rückens *(Abb. 62, Abb. 63)*.

Zunächst sind meist nur Anhakstriche möglich (Sitzknorren, Gesäß, Kreuzbein), aber allmählich lassen sich Hautfalten in Längsrichtung fassen, Hängegriffe, Abziehgriffe und dergleichen. Man sollte ständig im Wechsel rechts und links neben der Wirbelsäule arbeiten, aber sich auch durcharbeiten nach lateral *(Abb. 64)*.

Besonders wirksam ist in diesem Hang die Behandlung des gesamten Schultergürtels am Rücken, M.latissimus, M.trapezius und das Gewebe auf dem Proz.prominenz. Arbeiten Sie nie gleichzeitig beidseits, sondern immer im Wechsel. Betrachten Sie zwischendurch die positive Veränderung des Gewebes auf dem Kreuzbein, vergessen Sie jedoch nicht, den Patienten auch nach seinem Befinden zu befragen. Tempo und Intensität Ihrer Behandlung sollte sich nach den Aussagen des Patienten richten, denn manche Patienten können anfänglich nur 5 bis 10 Minuten so abhängen, andere mühelos 20 bis 25 Minuten.

Man beschließt diese Dehnlagerung, indem man den Rumpf des Patienten um seine Achse dreht:

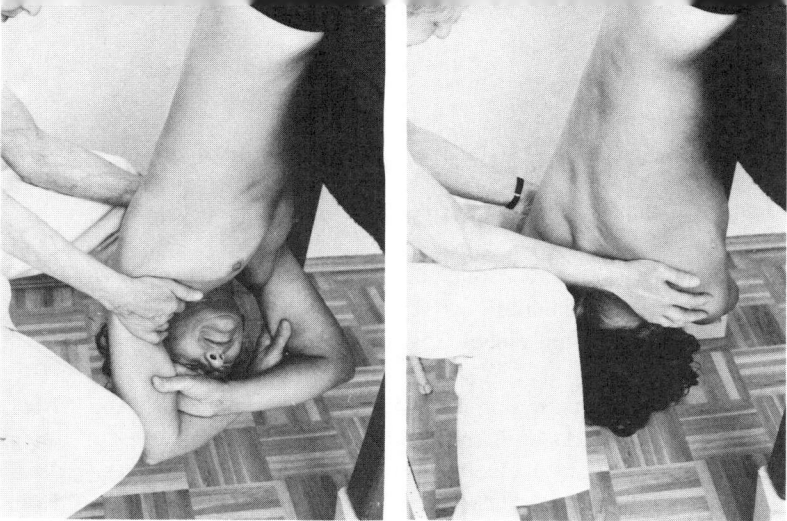

Abb. 65 und 66: Abschließend Drehung des hängenden Rumpfes.

Die eine Hand des Behandlers umfaßt weich den M.pectoralis und die Achselhöhle der einen Seite, während die andere Hand sich flächig gegen das Schulterblatt stützt. In dieser Position dreht man den Rumpf des Patienten um seine eigene Achse (Wirbelsäule) langsam, vorsichtig, einfühlsam, so weit es geht, läßt sehr weich die Drehung zurückgehen und wechselt die Hände, um die Drehung in die andere Richtung durchzuführen. Jede Seite wird etwa dreimal derart gedreht *(Abb. 65, Abb. 66)*.

Danach soll sich der Patient sehr langsam und vorsichtig aus der Hängelage auf den Tisch zurückarbeiten. Man muß ihm zur «Zwischenlandung» den Hocker hinschieben. Wenn der Patient auf dem Tisch liegt, soll er sich – ohne sich zwischendurch etwa aufzurichten! – auf den Rücken legen. Man nimmt alle Polsterungen fort, damit er ganz horizontal liegt, kurz lagern (s. II 5), *sehr* gut zudecken und mindestens 15 bis 20 Minuten nachruhen lassen!

Diese Behandlung ist so intensiv, daß man sie nur nach gründlicher Vorbereitung durch andere Behandlungen, nicht aber bei allen Patienten durchführen kann.

Alle drei Hängelagerungen – Rückwärts-, Seitwärts- und Vorwärtsabhängen – kann jeder Patient auch ohne gleichzeitige Behandlung eines Therapeuten für sich allein durchführen, nachdem er entsprechend angeleitet wurde!

11. Rollenlagerungen

11.1 Lagerung auf kleiner Holzrolle

Zu dieser Lagerung ist eine Holzrolle nötig, aus einem Spatenstiel geschnitten, ca. 12–14 cm lang, 3,5 bis 4 cm ⌀ (Besenstiel ist zu dünn). Man kann unter Umständen die Holzrolle mit einem Waschlappen oder kleinem Gästehandtuch umwickeln.

Am sitzenden Patienten nimmt man Maß, d. h. man untersucht die Wirbelsäule, um nun deren stärksten Kyphoseabschnitt herauszufinden, legt dort in Längsrichtung die Rolle auf die Dornfortsätze und läßt den Patienten sich derart hintenüber legen, daß er wirklich mit seinen Dornfortsätzen auf der Rolle balanciert. Die meisten Patienten nehmen diese Lagerung gleich ziemlich klaglos an, nur einigen muß man gut zureden mit dem Hinweis, daß die Lagerung nur zu Beginn schmerzhaft sei.

Die Arme des Patienten jetzt in U-Halte legen lassen, kurze Kontrolle, ob die Rolle wirklich unter den Dornfortsätzen und nicht etwa im Sulcus zwischen Wirbelsäule und M.erector trunci liegt.

Der Behandler setzt sich neben den Patienten, schiebt vorsichtig beide Hände unter dessen Rücken und behandelt mit spitzweichen Zirkelungen das Gewebe neben der Rolle: M.erector trunci, das Gewebe zwischen innerem Schulterblattrand und der Wirbelsäule, um die untere und obere Schulterblattspitze herum, den M.trapezius usw., immer auf der Suche nach Verspannungen, evtl. Myogelosen und dergleichen. Selbstverständlich darf man durch die Behandlung den Patienten nicht von seiner Rolle herunterziehen oder -schieben. Behandlungsdauer pro Seite: ca. 8 bis 10 Minuten.

Der Vergleich nach der Behandlung der ersten Seite ist sehr deutlich: Der Patient äußerst ein behagliches Liegen und Abgesunkensein auf der behandelten Seite. Sichtbar ist fast immer, daß die behandelte Seite im Bereich des M.pectoralis aufgefüllter ist. Der Patient gibt an, daß dort scheinbar «mehr Raum» sei, die Atembewegung befreiter basiswärts liefe.

Die zweite Seite in gleicher Weise behandeln, danach den Patienten vorsichtig unter Mithilfe eines aufgestellten Beines ein wenig zur Seite rollen lassen und ihm die Rolle schnell fortnehmen. Vergleichen lassen vorher und nachher, Arme wieder neben den Körper legen lassen. Kurz «schnell lagern» (s. dort).

Es ist sehr günstig, jetzt noch etwas nachzubehandeln. Der Behandler sitzt wieder neben dem Patienten, schiebt wieder beide Hände von schräg oben unter dessen Schulter und Schulterblatt und kann evtl. jetzt noch diesen oder jenen Packegriff an der Rückenmuskulatur anbringen, schleicht sich dann mit beiden Händen zum inneren Schulterblattrand und «hakt» sich mit den Fingern hinter und unter diesen, dehnt mit diesem Griff zügig das Schulterblatt nach lateral. Dann folgen ausgiebige Kreisungen des ganzen Schultergebietes: Eine Hand des Behandlers schiebt sich von oben, die andere von unten zwischen Arm und Thorax flach unter das Schulterblatt und kreist das ganze Schultergebiet ausgiebig in allen Richtungen. Vergleich vorher und hinterher, vom Patienten wahrnehmbar, für den Behandler sichtbar. Die andere Seite in gleicher Weise vornehmen.

Die Lagerung auf der kleinen Rolle ist auch ohne Behandlung sehr wirksam, Dauer 15–20–25 Minuten. Dies ist geeignet auch bei tiefsitzenden Kyphosen: Untere Brust- bis Lendenwirbelsäule (Rolle entsprechend placieren).

11.2 Lagerung auf zwei großen Rollen

Die Dehnlagerung auf zwei Rollen ist außerordentlich lösend für den gesamten Körper. Sie dehnt die ganze Wirbelsäule, richtet vor allem die Brustwirbelsäule auf und bewirkt dadurch eine Korrektur der Lenden- und Halswirbelsäule. Außerdem bewirkt sie eine deutliche Verbesserung der Bewegungsfähigkeit der Schulter- und Hüftgelenke.

Besonders deutlich wirkt sich die Rollenlagerung auf die Atemform aus, wodurch sie vor allem für Asthmatiker und Bronchitiker angezeigt ist. Für den Asthmatiker ist es wichtig, daß er die Technik der Rollenlagerung in den anfallsfreien Zeiten erlernt, damit er sich angstlos in den Zeiten leichterer und mittelschwerer Atemnot selber so lagern kann. Das Typische dieser Lagerung ist, daß sie – abgesehen von der starken Dehnung – die Atembewegung in die untere Basis zwingt und dadurch augenblicklich eine Beruhigung der erschwerten Atmung bringt.

Eine Gegenindikation für die Rollenlagerung ist uns nicht bekannt, vorausgesetzt, daß man den Patienten ausreichend vorbehandelt hat, vor allem durch das Rückwärtsabhängen, das unbedingt der Rollenlagerung vorausgegangen sein sollte, mindestens ein- bis zweimal an den vorherigen Tagen.

Außerdem spielt auch hier die Dosierung eine Rolle, sowohl in bezug auf die zeitliche Dauer der Lagerung als auf den Durchmesser der zu wählenden Rollen. Man sollte bei älteren und steifen Patienten (Bechterew) zunächst dünne Rollen wählen, vor allem bei kleineren Menschen. Für die Kinder natürlich entsprechend der Körperlänge noch dünnere Rollen. Bei Schwierigkeiten mit der Halswirbelsäule, mit der Schilddrüse, den Augen (Glaukom, Netzhautablösung), bei Hypertonie kann man die Rollenlagerung unbedenklich vornehmen, sofern man den Kopf ausreichend mit Kissen unterstützt.

Die *Rollen* haben einen festen Kern von ca. 12 bis 14 cm Durchmesser und eine Länge von 25 cm. Der »Kern« kann z. B. bestehen aus sehr festen Papprollen, wie sie heute verwendet werden, um Teppichauslegware zum Transport aufzurollen. Eine andere Möglichkeit sind entsprechende (im Durchmesser 12 bis 14 cm dicke) Drainagerohre aus Kunststoff, wie man sie in Baumaterialhandlungen bekommen kann. Immer benötigt man je *zwei* Rollen für die Behandlung, die man entsprechend der gewünschten Stärke fest mit billigen Decken umwickelt, diese dann mit je zwei Weckringen befestigt. Für eine Praxis ist es angezeigt, mehrere Rollenpaare in verschiedener Stärke immer bereit zu haben. Schaumgummi ist nicht sinnvoll zum Umwickeln, weil es durch das Gewicht des Patienten völlig zusammengedrückt wird.

Nun zur eigentlichen Lagerung: Der Patient soll mit den Scheitelpunkten der anatomischen Wirbelsäulen-Kyphosen auf den zwei Rollen liegen. Der obere Punkt wäre im Bereich der Brustwirbelsäule, der untere etwa der Übergang vom Kreuzbein zum Steißbein. «Etwa» heißt, daß dieser untere Punkt etwas variabel ist, je nach den Proportionen des Patienten (sehr starke oder weniger starke Überlastigkeit des Rumpfes, sehr lange, schwere oder auch kurze leichte Beine). Grundsätzlich sind *zwei* Rollen für die Lagerung notwendig, um die eingangs beschriebene und angestrebte Wirkung zu erzielen.

Die zwei Rollen werden nun entsprechend der Körpergröße des Übenden in ca. 20 cm Abstand parallel hingelegt, der Patient setzt sich vor die «untere Rolle» (die sein Gesäß aufnehmen soll) und hält rückwärts greifend mit beiden Händen die Rolle fest; die Füße werden aufgestellt und der Patient setzt sich auf die untere Rolle, jedoch nicht so weit, daß seine Sitzknorren darauf Platz nehmen *(Abb. 67)*, weil sonst die untere Rolle nicht in der richtigen Position für die Lagerung wäre.

Nun streckt der Patient die Beine aus, und durch das so entstandene Gegengewicht läßt er seinen Oberkörper rückwärts nieder, so daß er mit der oberen Brustwirbelsäule auf der oberen Rolle liegt *(Abb. 68, Abb. 69)*.

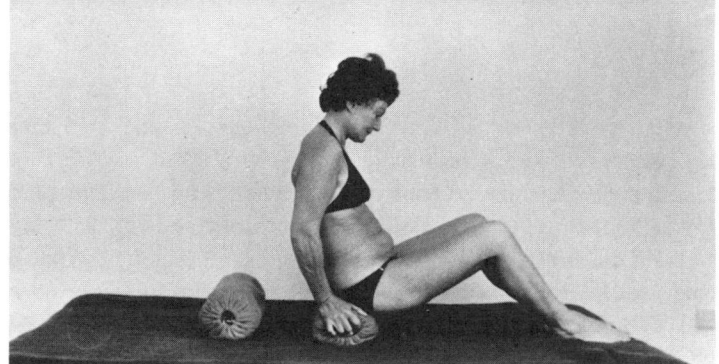

Abb. 67: Setzen auf die untere Rolle.

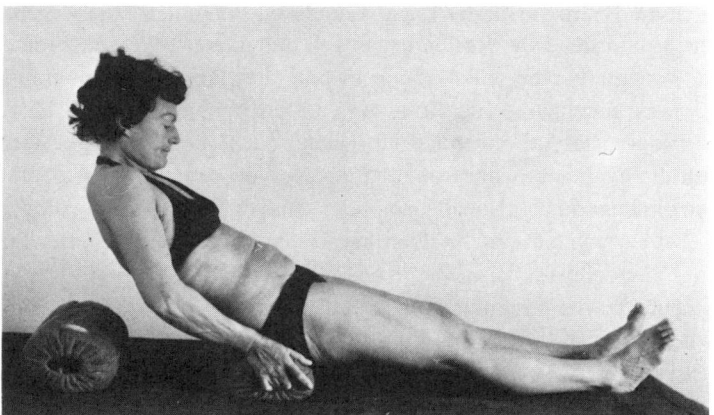

Abb. 68: Zurücklegen auf die obere Rolle, Beine ausstrecken.

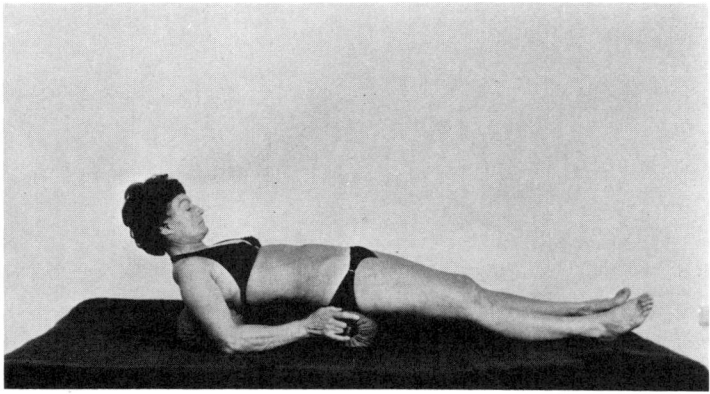

Abb. 69: Regulieren der unteren Rolle, wenn das Gleichgewicht nicht stimmt.

Nun werden sofort beide Arme nach oben gelegt, ehe man eine evtl. notwendige Korrektur vornimmt, weil man nur so – mit beiden Armen über dem Kopf – die richtige Lage der oberen Rolle beurteilen kann. Der Patient soll von Anfang an selber beurteilen lernen, ob die obere Rolle so liegt, daß sie ausreichend stark auf die Brustwirbelsäule im Sinne der «Aufrichtung» wirkt. Sie soll weder eine «Nackenrolle» sein, noch darf sie zu tief im mittleren oder sogar unteren BWS-Bereich liegen. Stimmt die Lagerung noch nicht, soll der Patient unter Zuhilfenahme von Händen und Füßen auf beiden Rollen hin- und herrollen, bis die obere Rolle richtig liegt, wobei die Hände unbedingt über dem Kopf des Patienten bleiben; erst dann fragt man nach der unteren Rolle, die sich ja auch evtl. durch die Korrektur in der Lage veränderte. Wenn der Patient nicht sicher ausbalanciert auf den zwei Rollen liegt, weil die untere Rolle nun zu hoch oder tief liegt, korrigiert er sie selbst, indem er kurz die Hände nach unten führt, das Becken etwas anhebt und die Rolle *rollend,* nicht schiebend, in die richtige Position bringt. Die Arme werden nun wieder nach oben abgelegt. Wichtig ist jetzt noch die eventuelle Unterstützung des Kopfes durch Kissen.

Wenn die Lagerung gut ausbalanciert ist – und das sollte sie unbedingt sein! – muß der Patient wie ein «Tuch» über den Rollen liegen, mit keinerlei Tendenz, kopfwärts oder fußwärts zu rollen *(Abb. 70)*.

Die Zeitdauer der Lagerung hängt vom Zustand oder Alter des Patienten ab.

Bechterew-Kranke sollte man unbedingt langsam und schonsam mit einer solchen Lagerung vertraut machen. Man wird bei diesen Patienten manche Konzession an Kopf- und Armunterstützung machen müssen.

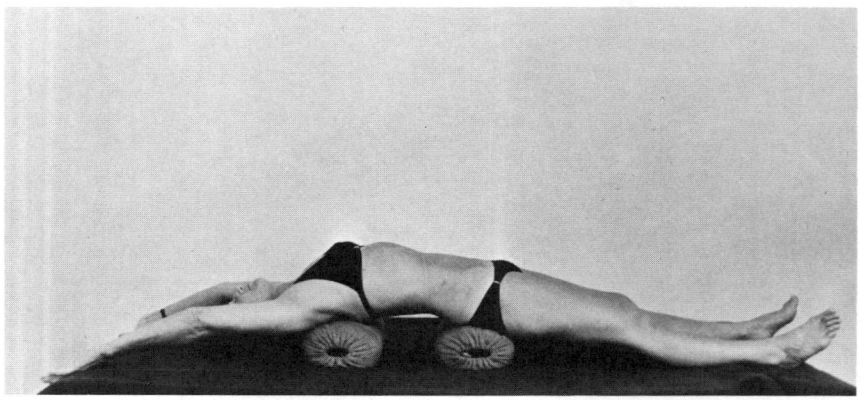

Abb. 70: Endgültige Rollenlagerung.

Während der Lagerung kann man den Patienten gut behandeln mit Hänge- und Abziehgriffen am Thorax, auch im Gebiet der scheinbar so stark lordosierten Lendenwirbelsäule. Fordern Sie den Patienten immer wieder auf, den Kopf aus dem Nacken herauszudehnen. Während der Lagerung «längt» sich die Wirbelsäule, man muß dieser Längung Platz schaffen durch das Herausdehnen des Kopfes.

Auch ohne gleichzeitige Behandlung ist die Rollenlagerung außerordentlich wirksam. Das sollte man unbedingt dem Patienten als Anregung zum Alleinüben sagen.

Für die Auflösung dieser Lagerung gibt es zwei Möglichkeiten. Immer werden jedoch zuerst die Füße aufgestellt, dann Hände und Arme unter Spannung über den Kopf zurückgeführt, so daß sie jetzt neben dem Körper liegen.

1. Nun kann der Patient entweder zuerst die untere Rolle wegziehen und während er das Gesäß sinken läßt, die obere Rolle wegnehmen und auch das eventuelle Kissen,
2. oder er läßt sich seitwärts von beiden Rollen abrutschen, nimmt auch das Kissen fort und legt sich flach auf den Rücken.

Das Ergebnis ist immer wieder frappierend für den Patienten: die Lendenwirbelsäule liegt völlig auf, der Kopf scheint auf ein oder zwei Kissen zu liegen und auch die Halswirbelsäule ist abgesunken.

Lassen Sie das Ergebnis gründlich in das Bewußtsein des Patienten kommen und regen Sie ihn durch Fragen an, die Veränderungen zu verbalisieren.

Die Dauer der Lagerung soll sich nach der Fähigkeit des Patienten richten. Auf jeden Fall muß er nachruhen. Faustregel: *Mindestens* halb so lange, wie er auf den Rollen lag, sollte er warm zugedeckt nachruhen.

12. Aktive Dehnungen

12.1 Rückstreckdehnung eines Beines

Die Rückstreckdehnung eines Beines ist ein Wechselspiel von Strecken, Dehnen und Lösen in jeweils etwas verstärkter Position.

In Seitenlage, das zu dehnende Bein unten in gestreckter Stellung, das andere gebeugt vor dem Rumpf *(Abb. 71)*.

Die Dehnung des unteren Beines erfolgt fersenwärts, wodurch sich das Kniegelenk streckt. – Lösen. – Das untere Bein ein wenig zurückführen, wieder fersenwärts dehnen, Kniegelenk streckt sich, auch das Hüftgelenk. – Lösen. – Wieder die Schritthaltung etwas vergrößern, fersenwärts dehnen mit aufgestellten Zehen, Kniegelenk streckt sich, Hüftgelenk überstreckt sich jetzt deutlich. – Lösen. – *(Abb. 72)*.

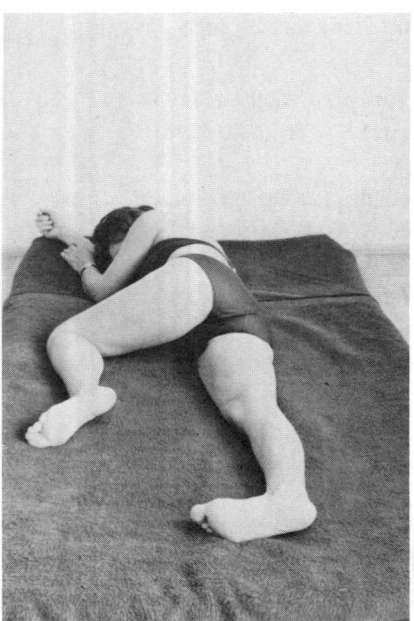

Abb. 71 (links): Ausgangsstellung zur Rückstreckendehnung.

Abb. 72 (rechts unten): Endstellung in der Rückstreckendehnung.

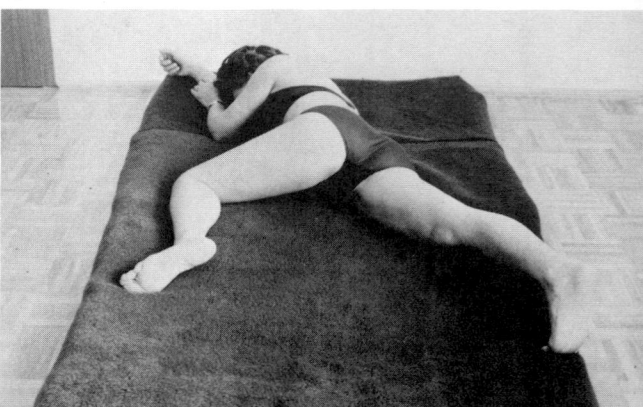

Dies noch zwei- bis dreimal wiederholen, mit Vergrößerung der Schrittstellung, immer zwischendurch deutlich lösen.

Kontrolle in Rückenlage

– Wie liegt jetzt das Bein? – Wie fühlt es sich?

Probe

– Kniegelenk strecken, dabei soll bei liegenbleibender Wade die Ferse sich deutlich vom Boden abheben.

Gegenprobe mit dem anderen Bein.

Dauer der Übung: ca. 5 Minuten pro Bein.

Indikation: Immer bei eingeschränkter Streckfähigkeit im Knie- und Hüftgelenk, insbesondere nach Hüftgelenk-Operationen, Totalendprothese. Ebenso nach Knieoperationen, z. B. Schlitten-Endoprothesen, Meniscus u. dgl.

12.2 Kaulquappe

Stabile Seitenlage, unterer Arm hinter den Rumpf, oberes Bein gebeugt vor den Rumpf.

Unteres Bein gestreckt in *Außen*rotation und Abduktion legen *(Abb. 73)*. Die Außenrotation beibehalten, die Abduktion schrittchenweise verstärken, bis es nicht mehr geht. Nach kurzem Verharren das obere gebeugte Bein quer vom Rumpf fortschieben, wodurch sich nochmals Außenrotation und Abduktion (Schritthaltung) des unteren Beines verstärken. Dazu auch noch den unteren, hinten liegenden Arm in Außenrotation bringen und handwärts dehnen *(Abb. 74)*.

In dieser Position einige Zeit liegenbleiben

Nachkontrolle in Rückenlage. Die Übung bewirkt eine Lösung der gesamten Gesäßmuskulatur – besonders der tiefliegenden – der geübten Seite, der Abduktoren und Beckenbodenmuskulatur. Sie ist darum auch besonders angezeigt bei Ischialgie.

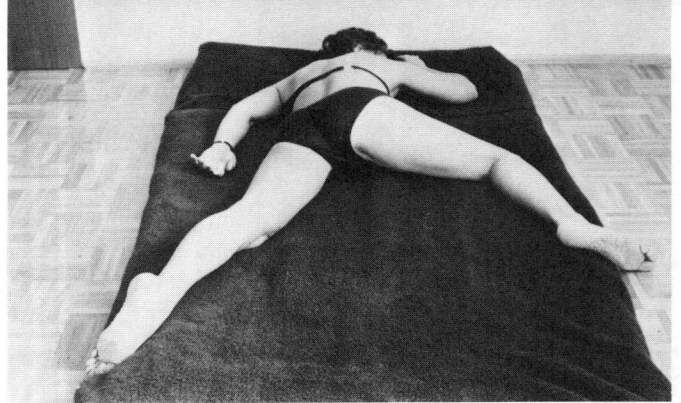

Abb. 73: Kaulquappe.

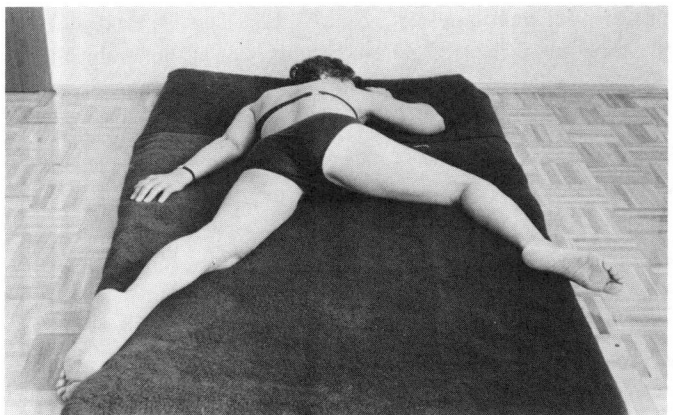

Abb. 74: Verstärkte Abduktion, Arm auch in Außenrotation.

12.3 Aktive Beindehnung

Wichtig ist zunächst, daß man sich klar wird: Dehnen ist nicht identisch mit Strecken. Im Gegensatz zur Beugung streckt sich zwar das Kniegelenk des gedehnten Beines, der Zustand des ganzen Beines ist aber ein ganz anderer. Man könnte ihn etwa bezeichnen als eine Verlängerung über seine eigentliche Länge hinaus, eine Verlängerung, die nicht endet.

Der Übende liegt in Rückenlage, das Bein, das er dehnen will, achsengerade, das andere leicht abduziert. In Dorsalflexion des Fußes holt er das Übungsbein von der Ferse her «wie auf einer geölten Schiene» mehr und mehr aus dem Becken heraus, läßt es nach diesem kurzen Vorspiel zunächst wieder zurückgleiten.

Frage
- Konnte die Lendenwirbelsäule liegen bleiben oder lordosierte sie?
- Atembewegung? Blieb sie in der Basis?

Nun kommt die eigentliche Dehnung. Wieder in der Vorstellung «das Bein liegt auf einer geölten Schiene» *von der Ferse her,* Fuß in Dorsalflexion, das Bein aus dem Rumpf herausholen, also nicht aus dem Becken herausschieben.

Frage
- Bleibt die Lendenwirbelsäule liegen?
- Atembewegung?

Immer noch dehnend wird das Bein innenrotiert (Fuß dorsalflektiert), langsam wieder zurück, nochmals Innenrotation + Supination des dorsalflektierten Fußes, zurück in die Ausgangs-Dehnstellung, jetzt mit Supination beginnen, dann Innenrotation. Dies mehrmals im Wechsel. Dann den Fuß (das Bein bleibt in der Dehnung!) in Plantarflexion bringen + Supination + Innenrotation. Auch hierbei die Folge mehrmals wechseln, immer wieder

Kontrolle
- Lendenwirbelsäule?
- Atembewegung?

Zum Schluß nochmals Dorsalflexion, Innenrotation, Supination und schließlich die Dehnung «entlassen».

Kontrollfragen
- Wie liegt das Bein?
- die ganze Seite?
- wie erscheint das Gewebe?
- das Gewicht? Gewicht kontrollieren lassen durch etwas Anheben des ganzen Beines (Gegenprobe mit dem anderen Bein).

Es werden von den Übenden verschiedene Aussagen kommen. Das Ergebnis ist unabhängig von dem Spannungszustand vor der Übung.

Jetzt Kontrollen im Stand
- Wie nimmt das gedehnte Bein das Körpergewicht auf? Wie das andere?
- Wie balancierfähig ist das gedehnte Bein?
- Wie ist das Fußgewölbe des gedehnten Beines? (sowohl Längs- wie Quergewölbe).

Wenn gut geübt wurde, wird sich dies – im Vergleich mit dem anderen Bein – deutlich verbessert haben durch die überwiegende Dehnung der Abduktoren und Außenrotatoren.

Geh-Übungen vorwärts und rückwärts:
- Wie rollt sich der Fuß ab, im Vergleich mit dem anderen?

Immer wieder ist es erstaunlich, wie «nur» durch aktives Dehnen Spannungsregulationen im Gewebe zustande kommen.

Die vorgegebene Beschreibung der aktiven Beindehnung mag beim Lesen einfach und simpel erscheinen, ist aber in der Durchführung eine sehr subtile Maßnahme. Wenn der Übende sich sichtbar müht und anstrengt, zur Dehnung zu kommen, ist deutlich, daß es sich hier um keine echte Dehnung handelt. Zur echten Dehnung gehört Geduld, ein abwartendes Verhalten, damit die in der Muskulatur bestehenden – häufig noch nicht wahrgenommenen – Spannungen sich langsam und allmählich lösen können. Dies kann nur geschehen, wenn der Übende die Dehnung nicht so sehr als einen Vorgang, sondern als einen Zustand empfinden lernt. In diesem Zustand des Dehnens wird der Übende bemerken, daß er nun mühelos in der unteren Basis bleiben kann, verbunden mit dem Sinken der Lendenwirbelsäule.

Diese Art der Dehnung braucht lange Zeit der Übung und kann nach jahrelanger Anwendung noch überraschende Entwicklungen bringen.

12.4 Aktive Armdehnung

Bei den aktiven Armdehnungen geht es – genau wie bei den Beinen – darum, von *peripher* her die Extremität aus dem Rumpf herauszuholen, nicht vom Rumpf aus hinauszuschieben. Durch diese Art der Dehnung scheint die Extremität sich über ihr übliches Längenmaß hinauszudehnen. Dieser zunächst subjektive Eindruck bestätigt sich später durch den objektiven Anblick – aber mehr als dies: die Qualität der Extremität hat sich verbessert.

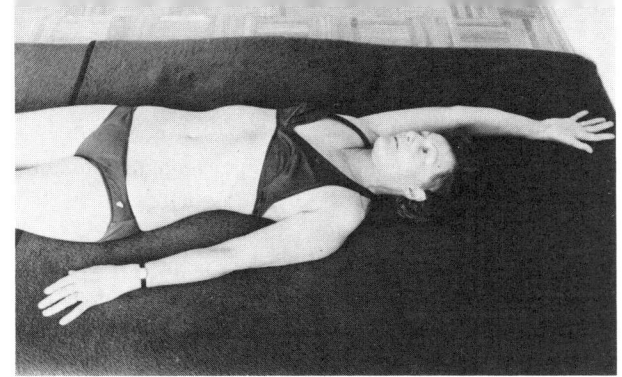

Abb. 75: Ausgangsstellung zur aktiven Armdrehung.

Der Übende in Rückenlage legt zunächst einen Arm nach oben und versucht, tastend «wie ein Blinder» mit den Fingerkuppen über sich hinauszudehnen *(Abb. 75)*.

Hierbei auch die Finger weit spreizen, «Schwimmhäute» dehnen, ebenso den Handteller, dabei Unterarm, Ellenbogengelenk und Oberarm weit aus dem Schultergelenk herausholen. Für eine kurze Pause den Arm niedersinken lassen. Dann dasselbe noch einmal. Der Übende wird merken, daß beim zweiten Mal die Qualität der Dehnung sich wesentlich verbessert hat. Nun wird der Arm in einem «stehenden Halbkreis» *(Abb. 76, 77)* langsam dehnend deckenwärts und dann – immer dehnend – allmählich bodenwärts geführt und neben dem Körper abgelegt.

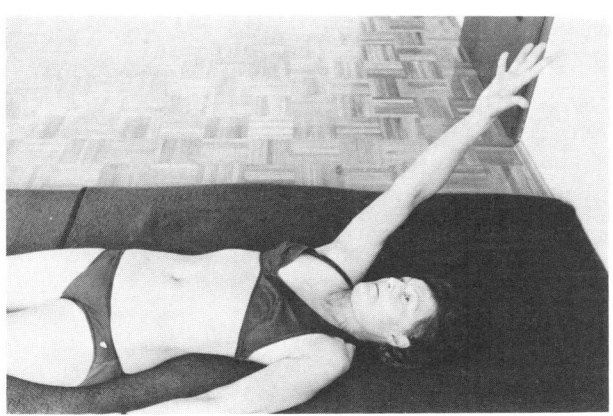

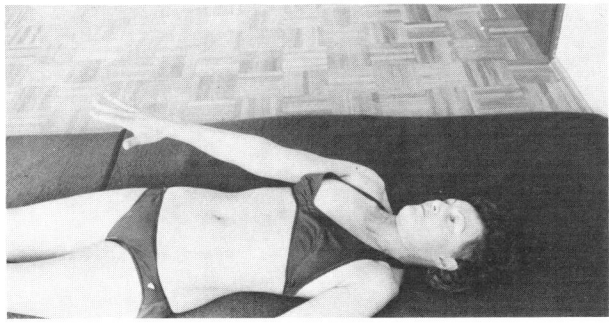

Abb. 76 und 77: Beginn und Ausführung des «stehenden Halbkreises» in ständiger Dehnung.

Man wird deutlich spüren, daß sich der Arm bereits anders «fühlt». Nun folgen weitere langsame, ausgiebige Dehnungen: ganze Kreise mit dem Arm in verschiedenen Richtungen *(Abb. 78)*, auch mit gleichzeitigem Drehen des Armes um die eigene Achse, also wechselweise Innen- und Außenrotation. Hierbei sollte der Übende aufmerksam beachten, wo besondere Verspannungen eine Wiederholung des Dehnens verlangen *(Abb. 79)*.

Ausgelöst durch diese Dehnungen tritt ein deutliches Gähn-Bedürfnis auf, vor allem immer dann, wenn man einen besonders verspannten Bereich gut zur Dehnung bringen konnte, z. B. hinter und unter dem Schulterblatt.

Nach ausgiebigem, langsamen Dehnen und mutigem Gähnen wird der Arm neben dem Körper abgelegt.

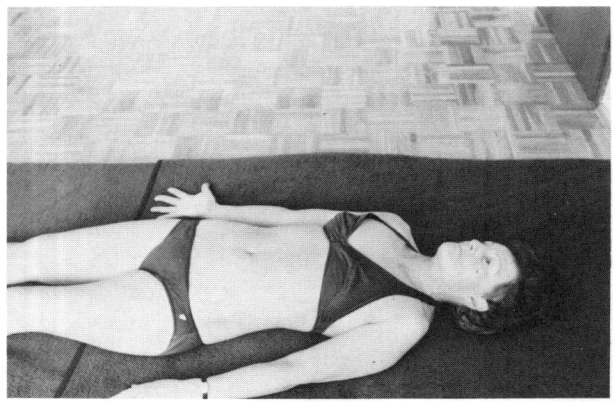

Abb. 78: Beginn eines ganzen Kreises in Dehnung.

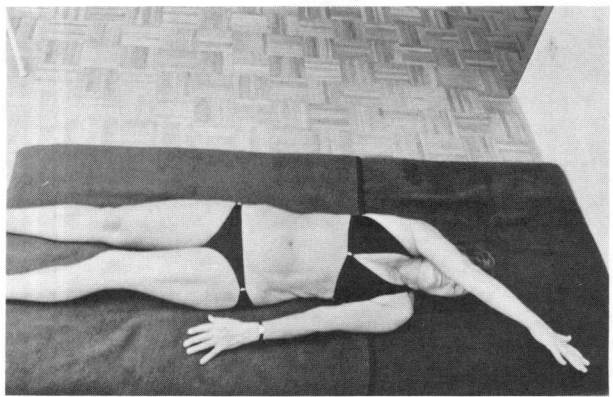

Abb. 79: Weiterführung des ganzen Kreises in Dehnung.

Fragen

- Wie liegt der Arm?
- Wie fühlt er sich?
- Wie ist sein Gewicht? Subjektiv? wie jedoch objektiv? Prüfen durch Anheben des ganzen Armes. Stimmen diese beiden Qualitäten überein?

Proben

Tasten Sie mit den Fingerkuppen des gedehnten Armes ein Textil:
- Wie ist die Qualität des Tastens? Gegenprobe mit den Fingerkuppen der anderen Hand.
- Wie fühlt sich die Wange der gedehnten Seite an? wie die andere?
- Halten Sie den Arm wie schwebend über der Brust *(Abb. 80)*, Handrücken oben, mit der Vorstellung, es läge ein winziges Watteflöckchen darauf, das Sie bei den nun folgenden erst vorsichtigen, dann größer werdenden Kreisungen nicht verlieren wollen. Wie laufen die Bewegungen ab? Gegenprobe mit dem anderen Arm.
- Legen Sie im Sitzen beide Arme «auf die Luft». Wie «liegt» der gedehnte, wie der andere Arm? Gewicht?
- Stützen Sie im Sitzen Ihr Körpergewicht auf den gedehnten Arm und heben das Becken ab. Gegenprobe mit der anderen Seite. Deutlicher Unterschied?

Die bei der aktiven Beindehnung abschließend ausgeführten Prinzipien des aktiven Dehnens gelten sinngemäß auch für die aktive Armdehnung.

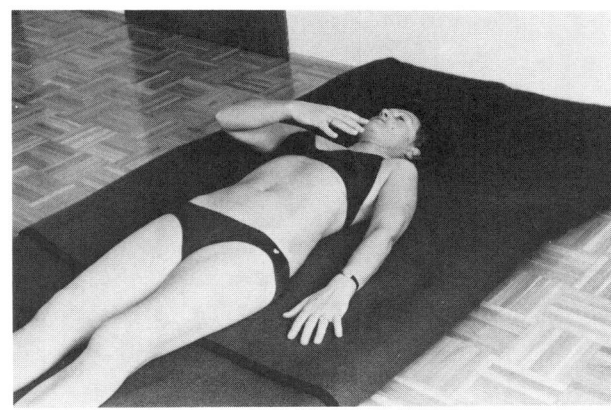

Abb. 80: Schwebehaltung des gedehnten Armes, Ausführung zarter, sich dann verstärkender Bewegungen.

13. Passive Dehnungen

13.1 Unterschenkel anbeugen in Bauchlage

Dem gründlichen Anbeugen der Unterschenkel in Bauchlage liegt folgende Überlegung zugrunde:

Wenn die Hüftgelenke nicht voll streckfähig sind, kann sich das Becken nicht in natürlicher Weise aufrichten, daraus resultiert eine Verstärkung der Lendenwirbelsäule-Lordose und Bauchwirbelsäule-Kyphose. Außerdem verhindert die Nicht-Streckfähigkeit der Hüftgelenke die volle Streckfähigkeit der Kniegelenke.

Diese Zusammenhänge lassen es in der Lösungstherapie geraten erscheinen, die Hüftgelenke intensiv im Sinne der Streckung zu behandeln.

Dazu gehen wir folgendermaßen vor: Der Patient liegt in Bauchlage auf dem Behandlungstisch, beide Arme wenn möglich neben dem Körper. Wo das Schwierigkeiten macht, sollte wenigstens der Arm an der zu behandelnden Seite abwärts gelegt werden, der Kopf zur Gegenseite gedreht. Der Behandler hebt den Unterschenkel an bis zu 90° Beugung, faßt dann mit beiden Händen unter den Oberschenkel dicht oberhalb des Knies und dehnt durch Anheben des Oberschenkels den Oberschenkel aus dem Hüftgelenk *(Abb. 81)*.

Der Unterschenkel wird zunächst noch einmal abgelegt und das ganze Bein in Innenrotation gebracht. (Der Behandler sollte hierbei daran denken, daß der Rotationspunkt das Hüftgelenk ist, also nicht vom Fuß oder Unterschenkel aus drehen, sondern vom Oberschenkel her!)

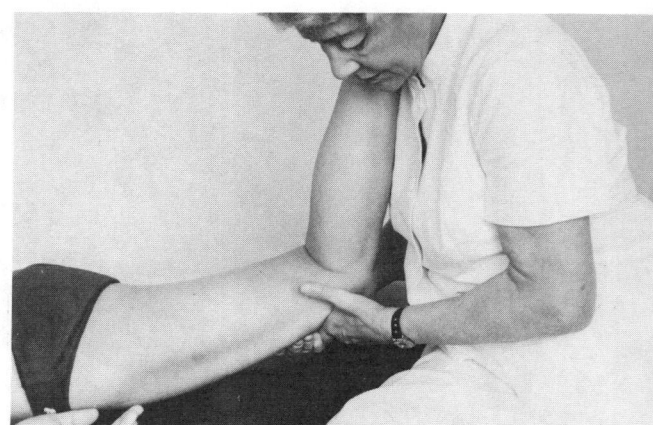

Abb. 81: Vorarbeit zum Anbeugen des Unterschenkels.

Frage
Konnte der Patient sowohl beim Anbeugen wie beim Niederlegen den Unterschenkel wirklich dem Behandler überlassen?

Dann wird der Vorgang des Unterschenkelanbeugens wiederholt (bis 90° zunächst) nochmals das Anheben des Oberschenkels oberhalb des Knies, und nunmehr folgt ein *sehr* langsames, stetiges Beugen des Unterschenkels mit dem Ziel, daß die Ferse des Patienten möglichst das Gesäß berührt *(Abb. 82)*.

Der Behandler muß dem Patienten zusichern, daß er nicht gewaltsam und plötzlich die Ferse auf das Gesäß dürckt.

Hierbei kann es mancherlei Schwierigkeiten geben: Sei es durch eine arthritische oder arthrotische Veränderung im Kniegelenk, eine frühere Meniskus-Operation oder andere Voraussetzungen, die diese Beugung erschweren. Denken Sie auch daran, daß Patienten mit Schlitten-Endoprothesen im Kniegelenk nur ein ganz bestimmter Beugewinkel erlaubt ist! Liegen keine Einschränkungen vor, versucht der Behandler sehr langsam den Unterschenkel weiter zu beugen. Unter Umständen sind kurze Pausen, ein Innehalten im Beugevorgang geboten. Erleichterung bringt auch ein nochmaliges Anheben des Oberschenkels in der bereits erreichten Beugestellung. Man sollte den Patienten auch fragen, wo er evtl. Schmerzen hat. Ist es «nur» der Dehnschmerz des M.quadriceps, darf der Behandler vorsichtig weiterarbeiten. Werden jedoch Stauchschmerzen im Kreuzbein-Lendenwirbelsäulen-Bereich geäußert, hält man kurz inne und fordert den Patienten auf, dort, wo er Schmerzen hat, mit seiner Vorstellung an der Innenwand seiner Hülle zu sein. Sofort wird nämlich ganz automatisch die Atembewegung dorthin gelenkt, wodurch der Patient augenblicklich Erleichterung hat. Es ist dies eine ziemlich willkürliche Art, mit seiner Atmung umzugehen, aber in

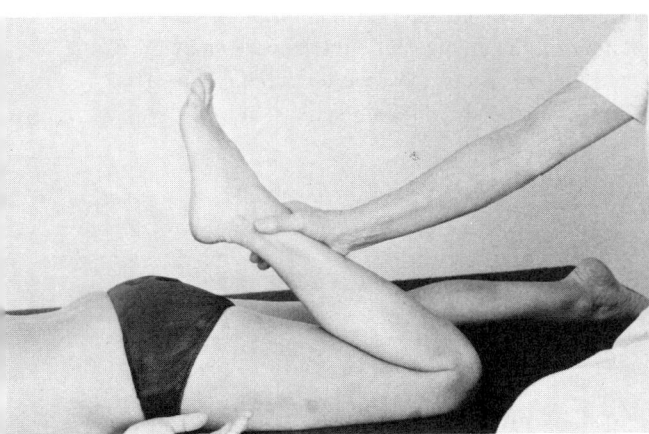

Abb. 82: Langsames, aber stetiges Anbeugen des Unterschenkels.

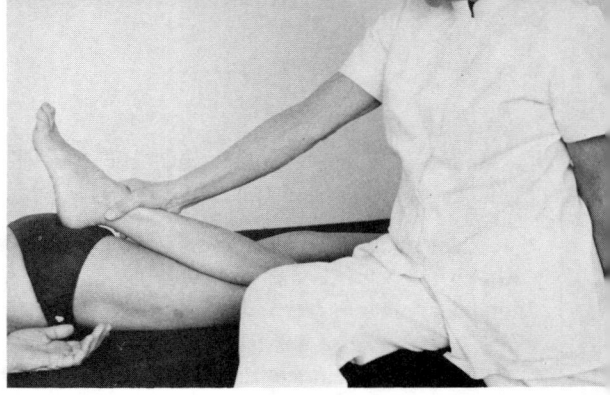

Abb. 83: Vollständige Beugung bis zum Gesäß ohne Ausweichen des Hüftgelenks, Leiste liegt auf.

dieser Situation bewirkt sie, daß der Behandler nun weiterarbeiten kann, nämlich die Beugung des Unterschenkels zum Gesäß bei liegenbleibendem Leistengebiet (!), also Streckung des Hüftgelenks anzustreben *(Abb. 83)*.

Ist dieses Ziel ganz oder unter gegebenen Umständen auch nur annähernd erreicht, soll der Behandler vor allem bei den ersten Zentimetern des Rückweges äußerst behutsam vorgehen. Er sollte sich auch überzeugen, daß der Patient nicht aktiv das Bein zur Streckung bringt, sondern sich langsam vom Behandler zurückholen läßt. Hierbei verliert der Patient meist völlig die Orientierung, in welchem Beugewinkel er sich jeweils befindet. Deshalb ist es auch ratsam, daß der Behandler von Zeit zu Zeit bei dem *sehr* langsamen Zurückgehen durch einen kurzen Druck seiner Finger oberhalb des Fußgelenkes des Patienten diesen vergewissert, daß die Stütze noch «da» ist. Schon bald nach dem Überschreiten des 90°-Winkels zwischen Unter- und Oberschenkel soll der Behandler – für den Patienten deutlich fühlbar – dessen Fußrücken und *Zehen* unterstützen. Wie schon gesagt, hat der Patient keine Orientierung mehr. Je sicherer er sich also unterstützt fühlt, um so gelöster wird er dem Behandler seinen Unterschenkel überlassen *(Abb. 84)*.

Je langsamer der Behandler den Unterschenkel des Patienten bei gut unterstütztem Fuß und *Zehen* sinken läßt, um so länger und intensiver dauert für den Patienten dieser Lösungszustand, der zwar ausgelöst wurde durch einen «Trick» des Behandlers (langsames Sinkenlassen scheint einen schier endlosen Weg zu

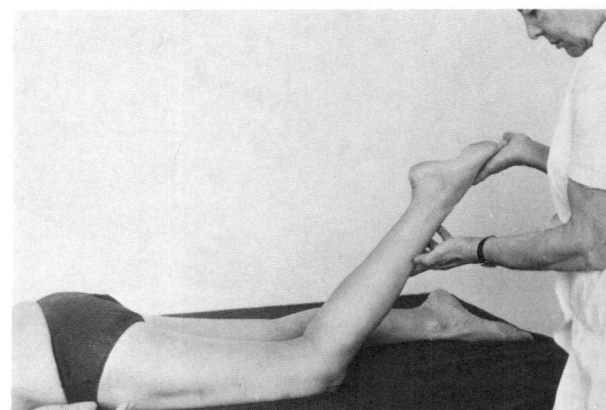

Abb. 84: Sehr langsames Zurückgehen aus der Dehnhaltung, volle Unterstützung durch Behandler bis zum Schluß.

bedeuten!), der aber nicht nur den Unterschenkel und das Bein betrifft, sondern im Patienten ein Wohlbehagen des ganzen Körpers auslöst.

Wenn die Unterlage erreicht ist, wird das ganze Bein nochmals in Innenrotation gelagert und «ausgestrichen», d. h. *unter* dem Bein des Patienten gleiten beide Hände des Behandlers vom Oberschenkel bis über die Zehen hinaus, eine Hand von der Innenseite, die andere von der Außenseite her.

Fragen

– Wie liegt das Bein, die Beckenseite, die Leiste? auf welcher Ebene? (hoch/tief)
– Wie gelöst erscheint die Gesäßmuskulatur?
– Wie gelöst erscheint die Beugemuskulatur des Beines?

Zusätzlich zu den Aussagen des Patienten ist für den Betrachter fast immer deutlich sichtbar, daß die Gesäß- und hintere Oberschenkelmuskulatur abgeflacht, die quere Gesäßfalte ausgestrichen ist.

Anmerkung für die Körperhaltung des Behandlers

Das Anbeugen des Unterschenkels braucht unter Umständen viel Kraft und Ausdauer für den Behandler. Es ist ratsam, daß er sich *(Abb. 83)* so weit zurücksetzt, daß er seinen gestreckten Arm im Schultergelenk fixiert und mit dem Gewicht seines Rumpfes bei der Beugung des Unterschenkels des Patienten mithilft.

13.2 Kette

Die sogenannte «Kette» ist eine passive Dehnung von jeweils einem Bein in Bauchlage, die eine hilfreiche und effektive Maßnahme nach dem vorausgegangenen passiven Anbeugen des Unterschenkels in Bauchlage darstellt. Wichtig hierbei ist es – wie bei allen passiven Dehnungen –, daß der Behandler sich sozusagen als Verlängerung des Patienten betrachtet. Die Dehnung soll nicht nur aus starker Muskelanspannung der Behandler-Arme geschehen, z. B. durch Beugehaltung mit Anspannung vom M. biceps, sondern der Behandler soll sein eigenes Gewicht derart einbringen, daß er durch das an seinen Armen bzw. Händen hängende Gewicht des Patienten fortlaufend selbst gedehnt wird. Erst durch solche Technik entsteht eine wirklich einfühlsame Dehnung am bzw. im Patienten *(Abb. 88)*.

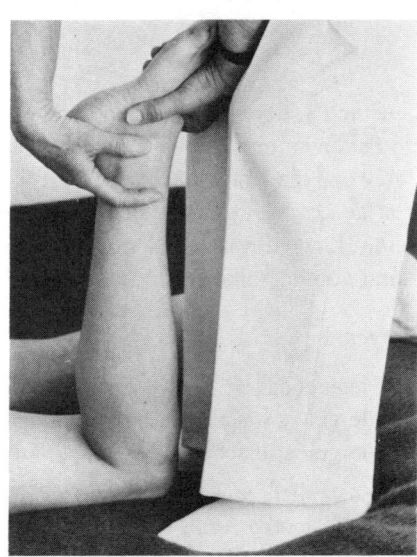

Abb. 85: Handhaltung des Behandlers zur «Kette».

Der Patient liegt in Bauchlage am Boden, der Unterschenkel des Patienten wird bis 90° gebeugt. Der Behandler umfaßt den Mittelfuß mit einer Hand (li. Fuß mit li. Hand, re. Fuß mit re. Hand), die Finger der anderen Hand des Behandlers werden derart gespreizt, daß Daumen und Zeigefinger über und unter dem äußeren Knöchel, die drei anderen Finger am inneren Knöchel, die Ferse im Handteller des Behandlers liegen *(Abb. 85)*.

Füße bzw. Zehen des Behandlers stehen rechts und links vom Knie des Patienten. Der Patient wird jetzt angewiesen, sich so zu verhalten, daß seine ganze zu dehnende Seite sich wie eine Kette fühlen solle, deren oberstes Glied, sein Fuß, jetzt langsam abgehoben würde, und Glied um Glied nachfolgen *(Abb. 86, Abb. 87)*, so daß allmählich die ganze Seite flexibel wie eine Kette in die Dehnung gelangt.

Der Behandler richtet sich langsam und spürsam auf, *nicht* mit Beugung der Arme, macht dann mit einem Fuß ein winziges Schrittchen zurück *(Abb. 88)* und lehnt nun seinen *ganzen* Körper – nicht nur den Oberkörper – weiter zurück, so daß nun das ganze Gewicht auf seinem Standbein ruht, während er selber voll aufgerichtet hintenüber gelehnt steht. Allmählich wird fast die ganze Körperseite des Patienten in die Dehnung einbezogen, er wird an das «Kettenbewußtsein» erinnert, während der Behandler sich ganz langsam vom Gewicht des Patienten zurückholen läßt (kritischer Augenblick: wenn das Becken des Patienten sich dem Boden nähert).

Wieder an die «Kette» erinnern und allmählich auch den Oberschenkel des Patienten ablegen *(Abb. 89)*.

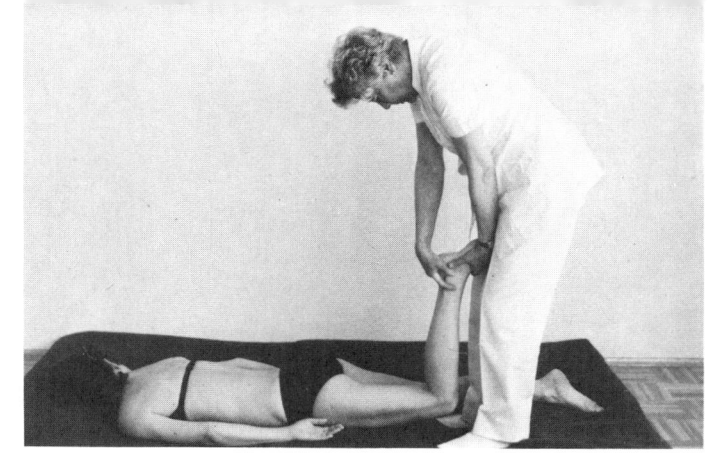

86: Haltung des Behandlers vor der Dehnung.

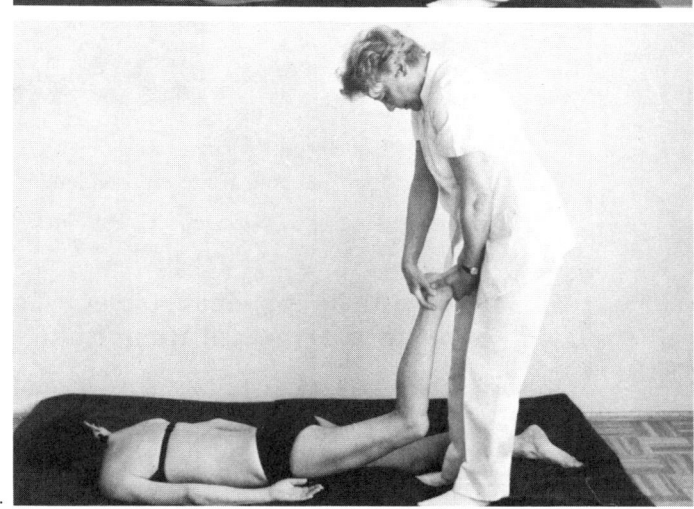

Abb. 87: Beginn der Dehnung.

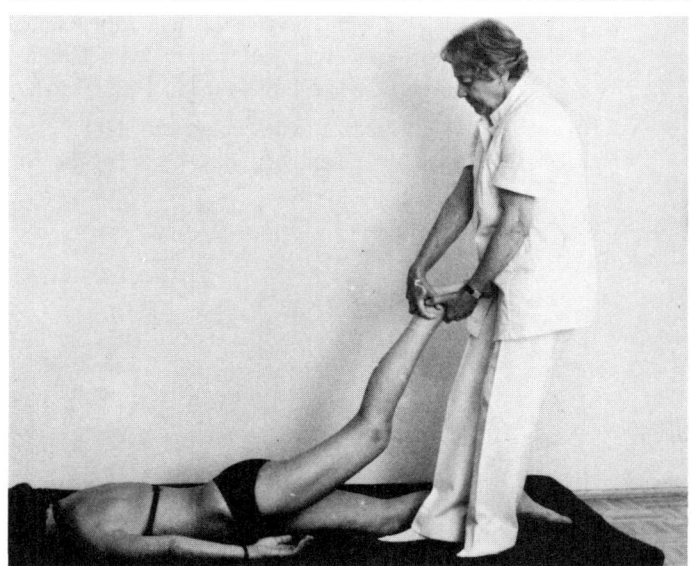

Abb. 88: Verstärkung der Dehnung durch weniges Zurücktreten des Behandlers.

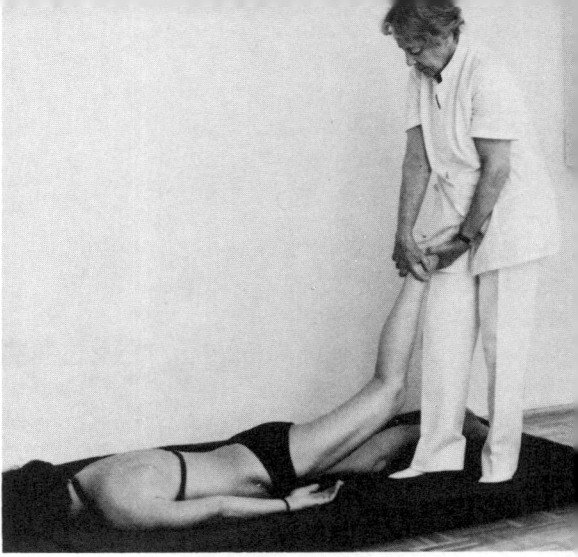

Abb. 89: Auflösung der Dehnung: Behandler läßt sich durch das Gewicht des Patienten zurückholen, dieser bleibt dadurch bis zum Schluß in der Dehnung.

Wenn die «Kette» gut gelang, wird auch der starre Oberschenkel vom Patienten so flexibel wie eine Kette empfunden.

– Nachspüren lassen und Aussagen des Patienten abwarten.

13.3 Passive Dehnung eines Armes bzw. einer Arm- und Rumpfseite

Die passive Dehnung eines Armes wird nie für sich allein vorgenommen, sondern wird immer als eine «Vollendung» – im weitesten Sinne des Wortes – einer vorausgegangenen Dehnung oder Behandlung einer Seite vorgenommen

Ich betrachte sie als eine der subtilsten Dehnungen, die die übliche Art allgemeiner Dehnungen weit in den Schatten stellen kann. Diese Dehnung erfordert vom Behandler ein Höchstmaß an Konzentration und Einfühlung.

Der Patient liegt in Rückenlage auf dem Behandlungstisch, den Arm nach oben gelegt. Der Behandler faßt sehr sicher die Hand des Patienten *(Abb. 90)*.

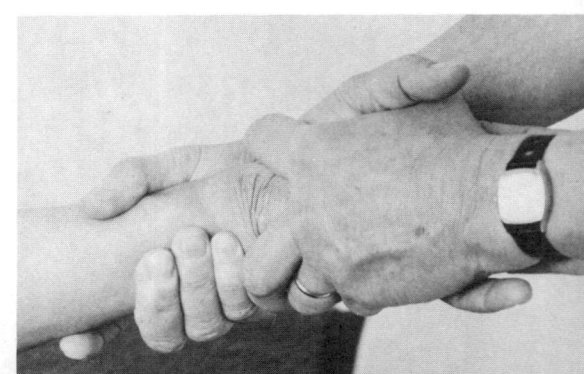

Abb. 90: Handhaltung des Behandlers.

Standort des Behandlers: seine Füße sollten bei ausgestrecktem Arm des Patienten unter dessen Hand stehen *(Abb. 91)*, parallel (nicht in Schrittstellung) und etwa 15 cm voneinander entfernt sein.

Nun lehnt sich der Behandler sehr langsam zurück, voll aufgerichtet *(Abb. 91)*, bis seine Arme gestreckt sind.

Jetzt beginnt langsam die Dehnung, und zwar durch das Gewicht des Behandlers, der sehr geduldig warten muß, ob und wann am und im Patienten eine Lösung geschieht; d. h. der Behandler darf nicht am Patienten ziehen oder gar zerren, sondern die Dehnung geschieht *im* Patienten von ganz allein, fast immer in kleinen Etappen, nach jeder einzelnen folgt ein Stillstand. Diesen abzuwarten, bis der nächste kleine Dehnungsschub kommt, ist die Kunst der Behandlung und bewirkt vor allem den vollen Erfolg der Dehnung. Selten – nur bei sehr gelösten Patienten – geschieht eine fließende Dehnung.

Die Anwendung braucht 8–10 Minuten pro Seite, wenn wirklich geduldig gearbeitet wird. Es ist nötig, daß der Behandler hierbei sozusagen «eins» mit dem Patienten wird. Übrigens «empfängt» der Behandler bei richtigem Verhalten eine hervorragende Dehnung über Schulter und Nacken, wenn er selber richtig steht und sich richtig verhält.

Auflösung: Der Behandler zieht sich an der Hand des Patienten langsam wieder in aufrechten Stand und führt den noch immer unter Zug stehenden Arm des Patienten langsam unter Zug bis zur Auflage auf dem Tisch neben dem Körper des Patienten zurück. Schultern und Arm werden (s. «schnelles Lagern») kurz neu gelagert, Kopf nicht vergessen. Nachspüren selbstverständlich wie üblich.

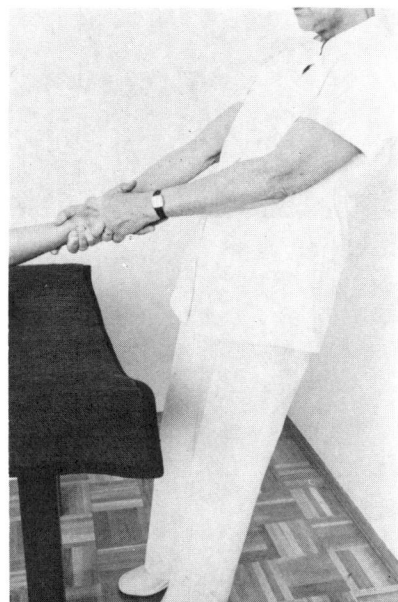

Abb. 91: Stand und aufgerichtete Haltung des Behandlers während der Dehnung.

13.4 Passive Dreh-Dehnung der Körperseite vom Bein aus

Beide Dehnungen sind unabhängig voneinander eigenständige Behandlungsformen.

1. Vorwärts Überkreuz

Der Patient liegt in Rückenlage auf dem Tisch, Arme in U-Halte, Kopf zu der Seite gedreht, deren Bein jetzt behandelt werden soll, also vom Behandler abgewandt. Dieser steht an der anderen Seite. Unter Zug holt der Behandler das zu behandelnde Bein zu sich herüber *(Abb. 92)* und kreuzt es soweit über das liegende Bein, daß er sich zwischen die beiden gekreuzten Beine setzen kann. Das gekreuzte Bein liegt nun sicher auf dem Oberschenkel des Behandlers, so daß dieser beide Hände frei zum Behandeln hat *(Abb. 93)*. In dieser Situation geht es nicht so sehr um eine starke Drehung im unteren Rumpf-, bzw. Lendenwirbelsäulen-Beckenbereich, als vielmehr um eine intensive Dehnung der Lumbal-, Gesäß- und hinteren Oberschenkelmuskulatur.

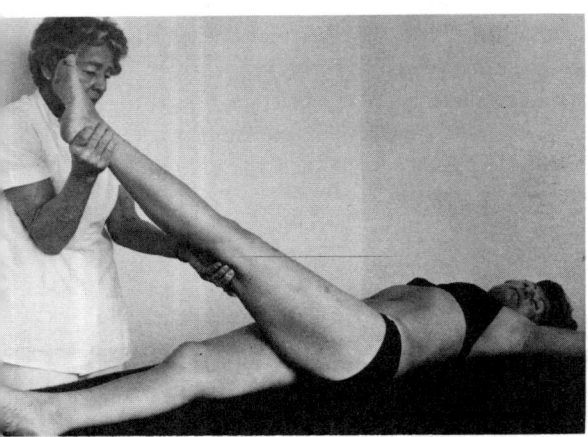

Abb. 92: Bein wird unter Zug herübergeholt.

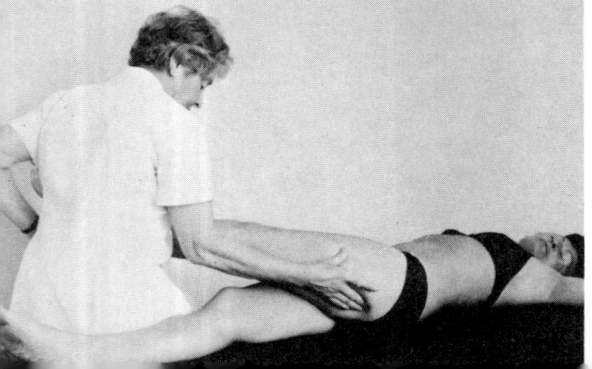

Abb. 93: Behandler sitzt während der Behandlung zwischen den gekreuzten Beinen der Patienten.

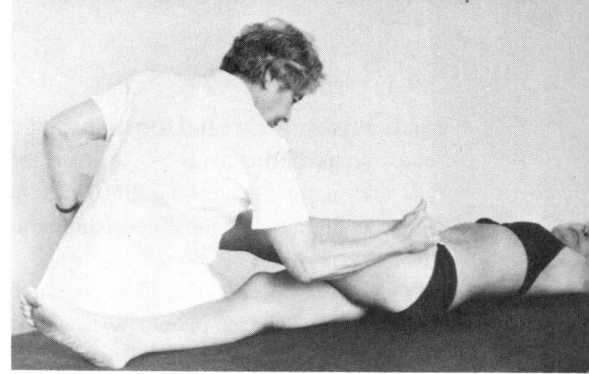

Abb. 94: Hängegriff, das Bein des Patienten liegt auf den Oberschenkeln des Behandlers.

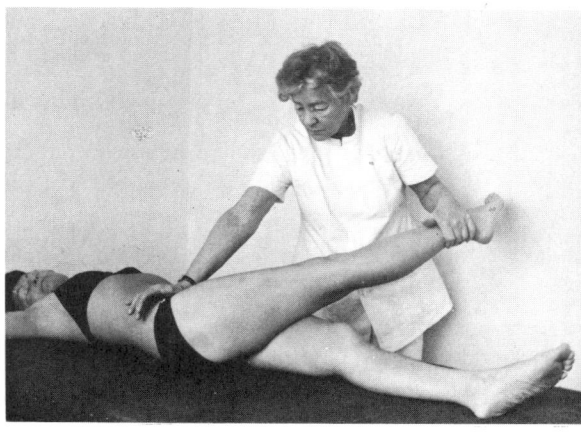

Abb. 95: Verstärkung der Dehnung: Behandler gibt Druck auf die Spina ilica, während die andere Hand das Bein zu sich hin dehnt.

Diese Dehnung wird nun verstärkt durch Behandlungsgriffe und -striche am Sitzknorren, am Trochanter, an den Glutäen, am Tractus iliotibialis bis zum Wadenbeinköpfchen *(Abb. 93 und 94).*

Auch Hänge- und Packegriffe auf dem M.quadriceps sind hilfreich, wobei die Beckenseite immer mehr absinken sollte. Nach gründlicher Behandlung «kriecht» der Behandler sozusagen aus den gekreuzten Beinen heraus, und es folgt eine abschließende starke, passive Dehnung: Der Behandler faßt den Unterschenkel des behandelten Beines oberhalb der Ferse, stützt die andere Hand weich und dennoch intensiv gegen die Spina iliaca (Beckenspitze). Bei der nun folgenden Dehnung geht es nicht so sehr um die Drehung des Beckens; das Wichtigste ist der intensive, einfühlsame Druck gegen die Spina tischwärts, während man das gestreckte Bein zu sich heranzieht. Bitte trotz der intensiven Dehnung einfühlsam arbeiten. Diese Dehnung beibehalten, solange der Patient sie akzeptieren kann *(Abb. 95).*

Zum Abschluß dieser Dreh-Dehnung faßt der Behandler das Bein oberhalb der Ferse und führt es unter Zug zur anderen Seite zurück, und zwar in einem Winkel von mindestens 45° zum Tisch und fordert den Patienten auf, das Becken sinken zu lassen *(Abb. 96)*. Unter Beibehaltung des Beinzuges muß der Behandler jetzt auf die andere Tischseite gehen.

Nun wird das Bein unter *anhaltendem* Zug sehr langsam tischwärts niedergelassen *(Abb. 97)*, der Patient wird aufgefordert, während dieses ihm sehr lang erscheinenden Weges sich völlig den stützenden Händen des Behandlers anzuvertrauen *(Abb. 98)*.

Das langsame Tempo ist ein Trick, um dem Patienten den Weg «endlos lang» erscheinen zu lassen, also ein langer Weg, auf dem er sich – wenn der Behandler spürsam arbeitet – in einem absolut gelösten Zustand empfinden kann.

Fragen
– wie liegt das Bein und die Beckenseite?
– liegt das Bein auf der gleichen Ebene wie das andere?
– wirkt sich vielleicht die Dehnung auf die ganze Körperseite aus?
– wie empfinden Sie die Gesäßmuskulatur?
– gibt das Becken im Leistenbereich das Bein frei?

Das Ergebnis ist meistens (nicht unbedingt immer), daß der Patient das behandelte Bein als weit unter der Tischebene liegen fühlt, also sozusagen in Schrittstellung nach hinten.

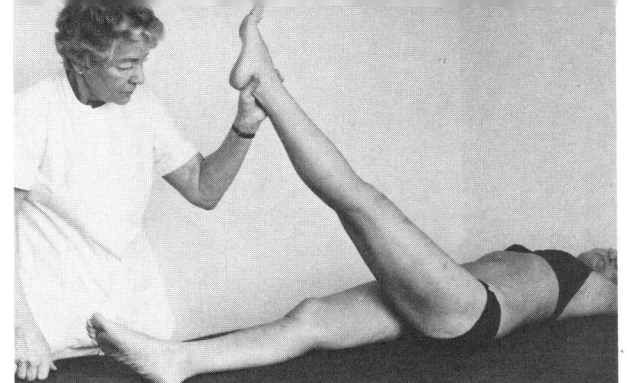

Abb. 96: Auflösung der gekreuzten Beinhaltung, Bein wird unter Zug auf die Seite zurückgeführt, Behandler muß hierzu um den Tisch herumgehen.

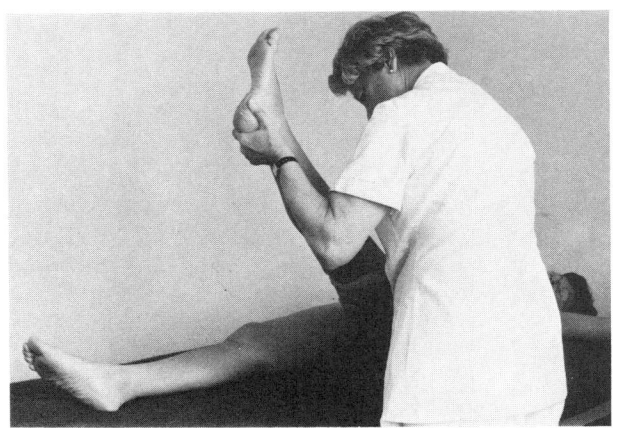

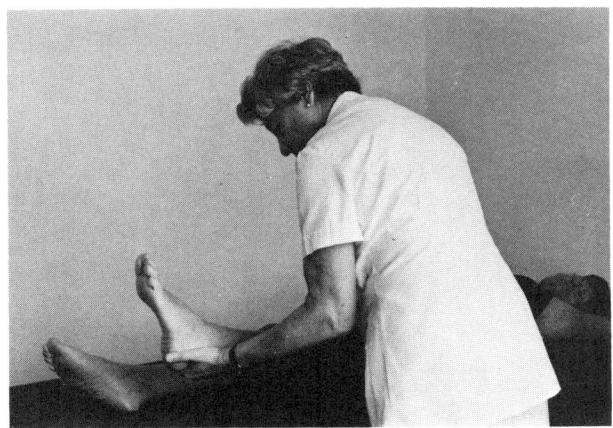

Abb. 97 und 98: Sehr langsames Zurückführen des Beines, immer unter Zug.

2. Rückwärts Überkreuz

Der Patient liegt in Bauchlage auf dem Tisch, beide Arme in U-Halte, Gesicht dem Behandler zugewandt, damit auch die Halswirbelsäule in die Drehung einbezogen wird (bei älteren Patienten muß leider die Konzession gemacht werden, daß das Gesicht bei eingeschränkter Drehfähigkeit der Halswirbelsäule abgewandt ist). Der Behandler holt zunächst die gegenüberliegende Beckenseite mit vorbereitenden Packegriffen zu sich in die beginnende Drehung *(Abb. 99, 100, 101)*, um dann allmählich das ganze Bein, das er schließlich deutlich oberhalb der Kniescheibe umfaßt, stärker in die Dreh-Dehnung überkreuz zu sich zu holen *(Abb. 102)*.

Dabei muß er den Patienten wiederholt auffordern, nicht selber das Bein zu halten (Spannung der Gesäßmuskulatur!), sondern den Patienten anhalten, die gesamte Schließ- und Gesäßmuskulatur zu lösen. Der Behandler muß deutlich das ganze Gewicht des Beines erspüren, das er jetzt langsam, aber konsequent zu sich herüber dehnt.

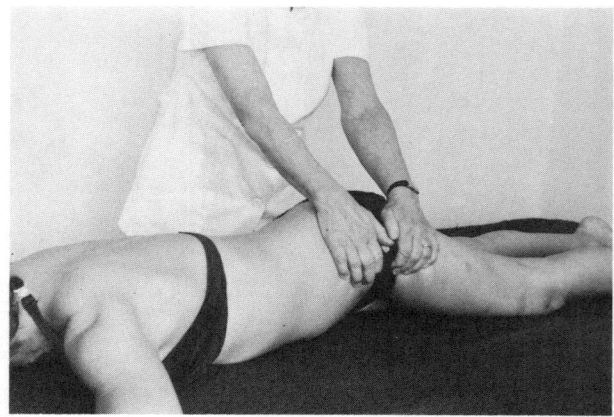

Abb. 99: Vorbereitung zur Drehung.

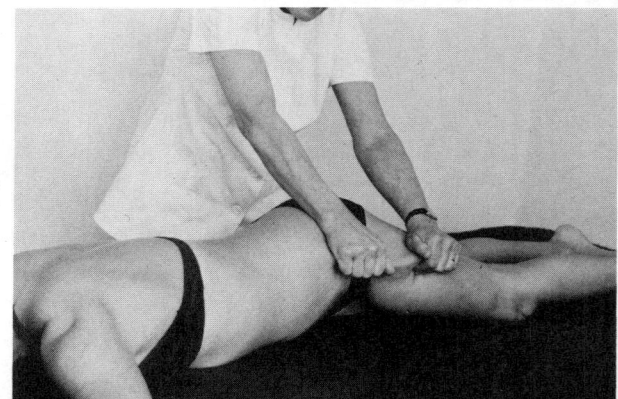

Abb. 100: Vorbereitende Packegriffe.

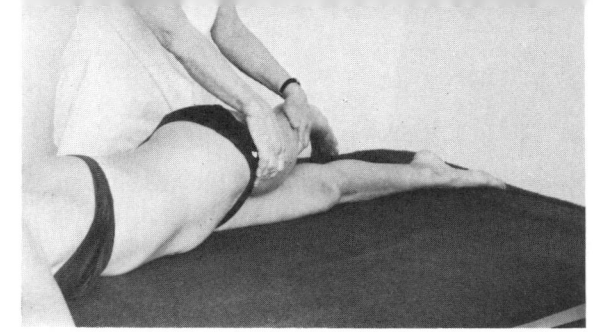

Abb. 101: Das Bein wird herübergeholt.

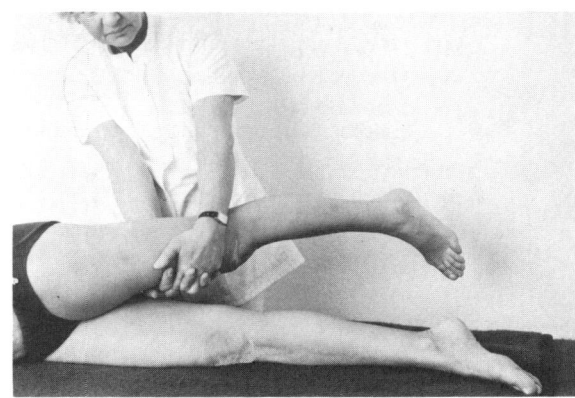

Abb. 102: Dehnung nach rückwärts überkreuz.

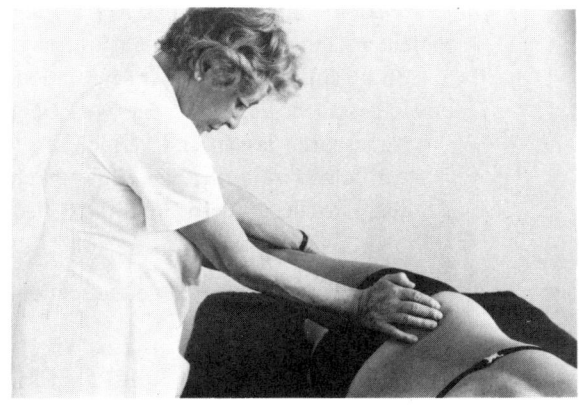

Abb. 103: Verstärkte Rückdehnung: rechte Hand des Behandlers am Kreuzbein, linke deutlich oberhalb der Kniescheibe.

Wenn die Dehnung zu stark wird (Stauch-Schmerz im lumbalen Bereich des Patienten), etwas mit dem Bein zurückgehen, bis der Behandler wieder das volle Gewicht des Beines spürt. Jetzt gibt der Behandler mit einer Hand einen starken Gegendruck am Kreuzbein *(Abb. 103)*, während er mit der anderen Hand das Bein wieder kraftvoll zurückdehnt *(Abb. 103)*.

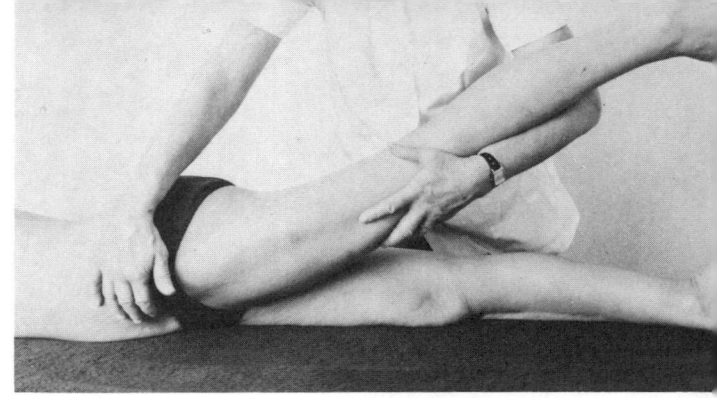

Abb. 104: Rückführung aus der Drehdehnung.

Hierbei verringert sich die Drehung des Beckens, verstärkt sich jedoch die Überstreckung des Hüftgelenkes. Auch diese Maßnahme erfordert viel Kraft beim Behandler, gleichzeitig aber auch – wie bei der erst beschriebenen Dreh-Dehnung *(Abb. 102)* – große Aufmerksamkeit.

Kontrolle:

a) überfordere ich den Patienten auch nicht?
b) überläßt dieser sich meiner Maßnahme?

Diese beiden Dreh-Dehnungen mehrmals im Wechsel ausführen. Dann das ganze Bein unterstützt in die Ausgangslage zurückbringen, und dabei den Patienten zum Sinkenlassen auffordern *(Abb. 104/105)*.

Zum Schluß das Bein in Innenrotation kurz lagern und auch die unbehandelte, etwas gestaucht liegende Seite vom Becken her neu lagern.

Nachspüren lassen und vergleichen lassen.

Auffallend ist immer, wie abgesunken und weich die ganze Gesäßmuskulatur ist, ausgestrichene quere Gesäßfalte, flach-gelöste hintere Oberschenkelmuskulatur.

Kontraindikation: Hüftgelenksendoprothesen.

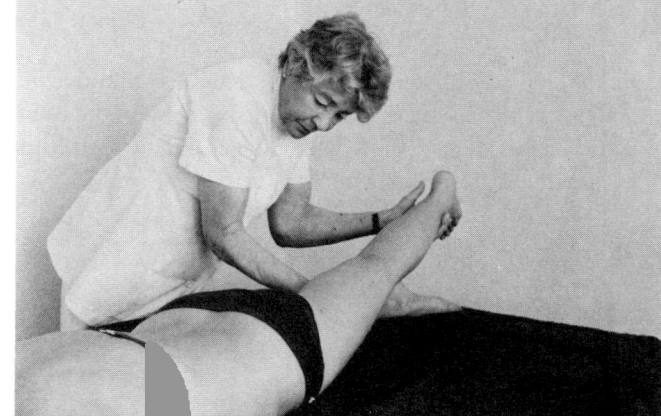

Abb. 105: Rückführung, bis zum Schluß gut unterstützen.

14. Verstärkte Dreh-Dehnlagen
(Nur für Fortgeschrittene)

14.1 Schraube

Die Schraube ist eine ziemlich extreme Drehlage, die am besten am Boden liegend ausgeführt wird. Ihr muß vorausgehen eine sehr gründliche Arbeit an den Schultergelenken und eine ebenso gründliche Erfahrung, daß sich die mittlere Brustwirbelsäule von innen her, also von der ventralen Seite her, aufrichten läßt, ohne daß man die äußere Rückenmuskulatur zu dieser Aufrichtung benutzt.

Vorarbeit durch: Rückwärts-Abhängen, Lagerung auf der kleinen Holzrolle, die große Rollenlagerung und die aktive Armdehnung!

Deutlich muß man eine Bewegung beherrschen, die nicht nur in der Horizontalen, sondern auch in der Vertikalen, d. h. auch im Sitzen, Stehen und Gehen aktiv die Brustwirbelsäule aufrichtet. Hilfreich ist hierzu, nachdem durch die oben angeführte Vorarbeit die Dehnung der Brustwirbelsäule in passiver Weise geübt und vorbereitet wurde, mit der Vorstellung zu arbeiten, an der mittleren Brustwirbelsäule sei ventral ein Gummiband befestigt, das die Brustwirbelsäule sanft in Richtung Brustbein zieht. Man sollte aber beachten, daß die Bewegung nicht vom Brustbein ausgeht, sondern wirklich von der Ventralseite der Brustwirbelsäule. Wenn diese Voraussetzungen erfüllt sind, kann die eigentliche Übung beginnen.

Seitenlage rechts, rechter Arm hinter dem Rücken, der ganze Körper gestreckt, wie auf einem Baumstamm liegend *(Abb. 106)*. Der linke Arm wird nach oben über den Kopf geführt und sucht in dieser Strecklage einen leichten Halt am Boden über dem Kopf *(Abb. 107)*. Jetzt wird zunächst die oben beschriebene Bewegung der Brustwirbelsäule (mit der Vorstellung des Zuges durch das Gummiband) vorgenommen und nun allmählich mit Hilfe der Beine das Becken in Rückenlage transportiert *(Abb. 108)*. Das untere, rechte Bein macht einen Schritt vorwärts und zieht die rechte Beckenseite mit; das obere linke macht einen Schritt nach rückwärts, so daß die linke Beckenseite bodenwärts sinken kann. Diese Beckendrehung soll man etappenweise entwickeln, während der Schultergürtel in der Ausgangsstellung – Seitenlage – verharrt. Man muß sich Zeit nehmen für diese ziemlich starke Drehdehnung, um so besser gelingt sie. Das Ziel ist, daß der Schultergürtel wirklich in Seitenlage verbleibt, während

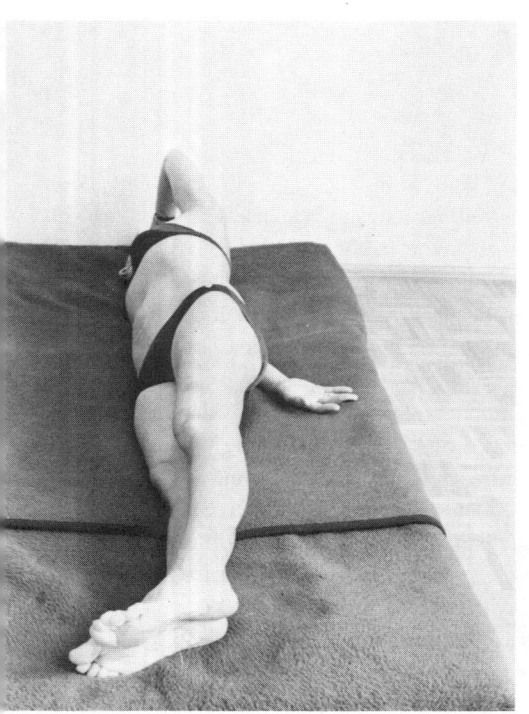 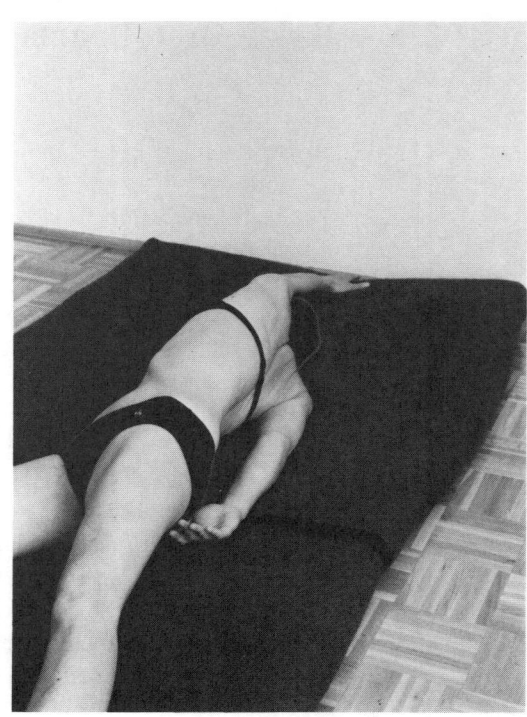

Abb. 106: Ausgangsstellung zur Schraube. *Abb. 107: Untere Beckenseite wird in die Drehung gebracht.*

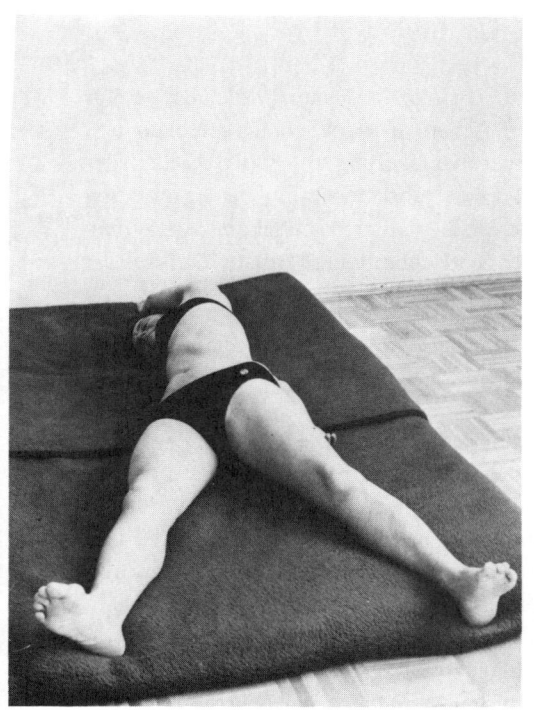 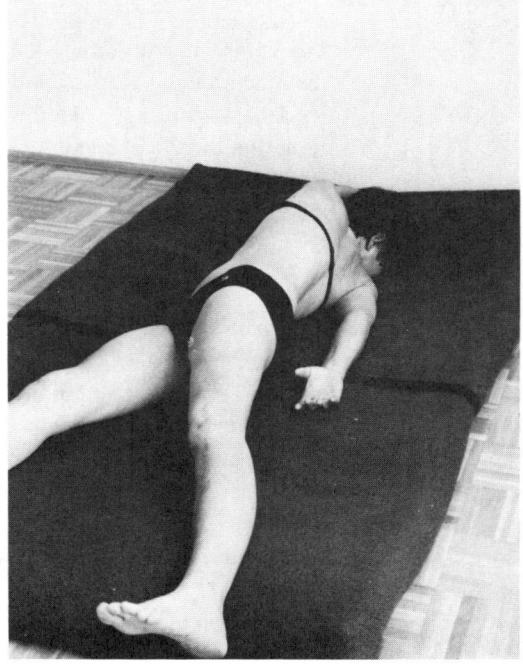

Abb. 108: Verstärkung der Drehung.

Abb. 109: Der Kopf wird zusätzlich in die Drehung mit einbezogen.

das Becken – wenigstens annähernd – die Rückenlage erreicht. Eine besondere Verstärkung dieser «Verschraubung» ist es, wenn man zusätzlich den Kopf noch nach rechts dreht, so daß schließlich wirklich eine «Schraube» entsteht *(Abb. 109)*.

Am unangenehmsten in dieser Drehlage ist meistens das untere Schultergelenk und die Auflösung der Übung, indem man sich über das untere Schultergelenk in Rückenlage dreht.

Wie immer nach jeder Lagerung und Übung sollte sich – ehe man die andere Seite vornimmt – eine Betrachtung anschließen, um das Erreichte wirklich wahrzunehmen.

14.2 Forelle

Die Vorarbeit und Vorbereitung zur «Forelle» ist genau die gleiche, wie für die «Schraube»: also gründliche Arbeit an den Schultergelenken und Rückwärts-Abhängen, kleine Holzrollenlagerung und große Rollenlagerung, um die Geschmeidigkeit und das Aufrichte-Vermögen der mittleren Brustwirbelsäule zu verbessern. Auch die vorher beschriebene Vorstellung des Gummibandes an der ventralen Seite der mittleren Brustwirbelsäule ist wichtig.

Ausführung: Seitenlage rechts, gestreckt «wie auf einem Baumstamm», unteren (rechten) Arm hinter dem Oberkörper, oberer (linker) Arm auf der linken Rumpfseite *(Abb. 110)*.

Nun – wie bei der Vorbereitung zur Schraube – mit der Vorstellung des Zuges des «Gummibandes» von ventral an der mittleren Brustwirbelsäule arbeiten, wodurch der obere (linke) Arm nach hinten sinkt. In der entstandenen schönen Aufrichtung der Brustwirbelsäule versuchen beide Hände den Fuß des nun gebeugten oberen, linken Beines zu erfassen und so zu einer starken Rückwärtsdehnung des ganzen Körpers zu kommen, mit Ausnahme des unteren rechten Beines *(Abb. 111, 112)*.

Der «Scheitelpunkt» dieser Dehnung ist zwar äußerlich das Brustbein, vorbereitet und ermöglicht jedoch durch die Aufrichtung der Brustwirbelsäule.

Auch hierbei ist Geduld notwendig. Jeder, dem diese Übung nicht gleich gelingt, wird schließlich nach Überwindung des «toten Punktes» zu einer gelösten Befriedigung gelangen, weil die Anforderung an Schulter- und Hüftgelenke und vor allem an die Brustwirbelsäule sich lohnten.

Wie immer im Anschluß betrachtend nachspüren in Rückenlage.

15. Das Gähnen

Was das Gähnen eigentlich ist, darüber gibt es die verschiedensten Ansichten, die ich hier keineswegs untersuchen und abwägen möchte. Die meist vertretene Ansicht, «Sauerstoffmangel», ist physiologisch nicht bestätigt und erscheint mir im Zusammenhang mit der Lösungstherapie zu einfach.

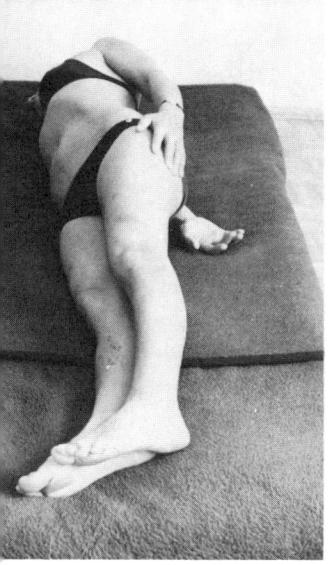 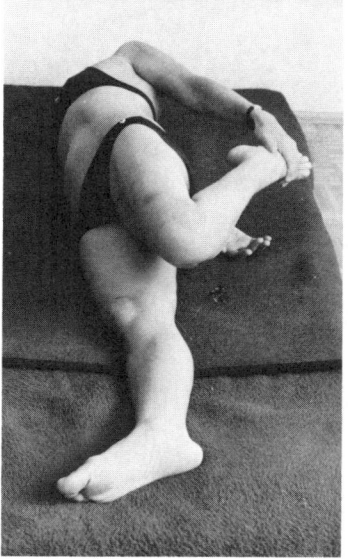 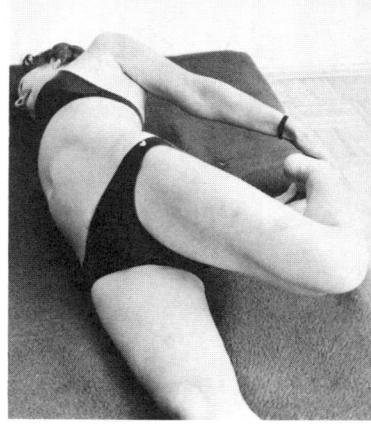

Abb. 110: Ausgangsstellung zur Forelle.   Abb. 111: Greifen des Fußes.   Abb. 112: Greifen des Fußes mit beiden Händen. Dehnung.

Tatsache ist, daß das Gähnen, das ausgiebige, minutenlang immer wiederholte Gähnen, bis man «satt» ist vom Gähnen, eine Wohltat ist. Um dieses Gähnen geht es hier. Wenn man es nicht richtig kann, weil man es verlernt hat – denn es gilt ja leider als unfein –, dann wird es höchste Zeit, es wieder zu lernen. Bei diesem natürlichen Gähnen wird man merken, daß die als Körperöffnung angelegte Mund-Schlundraumregion auch wirklich als weite Körperöffnung empfunden wird. Dadurch können sich bis in die Tiefe des Körpers Spannungen abbauen und somit Raum für die Atembewegung schaffen. Und dann wird es auch möglich, die Verbindung zwischen oberer und unterer Basis so zu empfinden, daß man sie «wie einen großen Raum» wahrnimmt.

Man kann es provozieren, dieses Gähnen, z. B. indem man die Zunge einrollt, als ob man die Zungenspitze nach hinten in den Schlund stecken wolle. Oder indem man den Unterkiefer vorschiebt. Oder mit der Vorstellung, eine größere Frucht im geschlossenen Mund zu haben. Oder indem man in der *Ein*atemphase in der Kehle ein weites «O» zu formen versucht, sowie man es im Englischen in «draw», «saw» ausspricht, also nicht ein kleines spitzes «O», wie in «Kloster» (s. Spez. Tastarbeit «obere Basis» 16.2).

Spontanes Auftreten von Gähnen während unserer Arbeit ist immer ein Zeichen, daß der Körper eine Bereitschaft zum Lösen von innen her einleitet, und muß vom Therapeuten durch entsprechende Hinweise nicht nur zugelassen, sondern gefördert werden. Können Sie jetzt vielleicht verstehen, wie wichtig uns in der Lösungs-Therapie dieses Gähnen ist, das uns mehr und mehr zu einer oft lang entbehrten Wohltat werden kann?

16. Vorschläge zur speziellen Tastarbeit

Das Tasten bzw. die Tastarbeit dient, wie vorne ausführlich beschrieben (s. Abschnitt 3.2) der Schulung des Wahrnehmungsvermögens nicht nur für Hülle und Raum, sondern auch für die Lagerung des ganzen Körpers.

16.1 Vorschlag zum Tasten in der «unteren Basis»

In unserer Vorstellung tun wir so, als ob der Raum der unteren Basis «leer» wäre. Wir vergessen einfach den ganzen Becken- und Bauchinhalt, die Organe usw. Wir ertasten – in unserer Vorstellung – die Innenwand der «Hülle», die diesen Raum umgibt, in einzelnen Segmenten, und zwar einseitig, um später deutliche Vergleichsmöglichkeiten zu haben.

Es empfiehlt sich, vom Kreuzbein auszugehen, das zusammen mit den Iliosacral-Gelenken besonders sensitiv, daher leicht zu spüren ist. Man sollte aufmerksam *eine Seite* tastend vornehmen, also von der Mittelachse des Kreuzbeines her das eine Iliosacral-Gelenk flächig ertasten, dann weiter in einem etwa handbreiten Weg nach lateral tastend vorgehen, «als ob man wie ein Töpfer die Innenwand der Hülle ausmodellieren wolle», die seitliche Rundung der Hülle und weiter nach vorn, jedoch nur bis zur vorderen Mitte der Bauchwand (Linea alba) tasten. Dann denselben etwa handbreiten Weg zurückgehen bis zum Ausgangspunkt, der mittleren Kreuzbeinachse. In gleicher Weise geht man einen zweiten

Rundweg an derselben Seite hin und zurück von der Lendenwirbelsäule ausgehend, ebenso vom Steißbein aus ein dritter Rundweg, wieder an derselben Seite. Vom Steißbein her könnte man beim Tasten Schwierigkeiten haben, nämlich dann, wenn man versucht, sich in diesem Gebiet an die anatomischen, knöchernen Gegebenheiten zu klammern. Es ist deshalb gut, dem Übenden vorher zu sagen: «Vergessen Sie die Anatomie und tasten Sie genauso an der Innenwand der Hülle, die einen Raum umgibt, wie bei den beiden vorherigen Segmenten.» Man kann sogar – so merkwürdig es klingt – auch die gleichseitige Gesäßhälfte von innen her «ausmodellieren», denn wir gehen so vor, als ob sie zu dem Basisgebiet als «Raum» dazugehört.

Was hier in relativ kurzen Sätzen lediglich als Schema bzw. Verlaufsform des Tastens angedeutet ist, bedarf beim praktischen Tasten eines wesentlich größeren Zeitaufwandes, weil man zur Führung der Gruppe oder einzelner durch häufige Wiederholungen oder Varianten in der Ausdrucksweise die Aufmerksamkeit der Teilnehmer ständig neu interessieren muß.

Die drei ertasteten Segmente – vom Kreuzbein, von der Lendenwirbelsäule und vom Steißbein aus – sollten die Übenden in der Überschau als einen großen zusammengehörenden Raum betrachten lernen.

Nach diesem Tasten der einen Hälfte des unteren Basisraumes, genauer gesagt, an dessen inneren Hüllenwand, wird der Übende gefragt, ob sich an dieser Seite in irgendeiner Weise etwas geändert habe. Man sollte den Teilnehmern zunächst etwas Zeit lassen, denn im Verlaufe des Nachspürens werden immer neue Entdeckungen gemacht.

Fragen – sofern nicht spontane Äußerungen kommen – wären:
– Wie kann sich die getastete Seite im Basisgebiet sinken lassen?
– Was für einen Eindruck haben Sie von dem Volumen dieses Raumes?
– Gibt es Temperatur-Empfindungen?
– Wie empfinden Sie die Atembewegung dort?
– Gelegentlich kommen auch Äußerungen über farbliche Veränderungen
– Oder ein anderes Hüllenempfinden, als ob das Material der Hülle durchlässiger, poröser, elastischer, weicher, dehnfähiger o. ä. wäre.

Nach Möglichkeit sollte man nicht zu schnell den Vergleich mit der ungetasteten Seite zulassen, sondern die gesammelte Aufmerksamkeit zunächst voll der getasteten Seite zuwenden. Die Anworten auf die Frage nach der Atembewegung in dieser Seite werden – ähnlich wie nach der manuellen Behandlung der äußeren Hülle im gleichen Bereich oder auch nach einseitigen Dehnungen – unterschiedlich sein, weil die einen die Atembewegung im nun als größer empfundenen Raum als verstärkt und damit deutlicher spüren, während die anderen die Atembewegung deutlicher in der nicht getasteten Seite spüren, da sie sich von «ihrer Begrenzung eingeengt» fühlen. Also können beiden Antworten richtig sein, nur war den verschiedenen Patienten eine jeweils andere Ausgangssituation deutlicher. Wichtig ist, daß der Behandler an den Aussagen erkennt, daß die Patienten keine gedanklichen Konstruktionen, sondern Sinnesempfindungen äußern. Nicht angenommen werden sollten Äußerungen wie «besser durchblutet», denn hier wird nicht eine echte Empfindung geäußert. Eine Empfindung wäre in diesem Fall: «ich fühle ein Strömen», oder «mehr Wärme o. ä.».

Eine Frage wäre noch: Wie liegt die Beckenseite im Bereich des (manchmal schmerzhaften) Iliosacral-Gelenkes? Meist wird dieses als deutlich weicher empfunden, manchmal allerdings auch schmerzhafter, weil eine Lösung durch das Tasten stattgefunden hat. Diese verschiedenen Beobachtungen und Äußerungen sind durchaus nicht immer unmittelbar und spontan da, sondern entwickeln sich nach und nach bei dem aufmerksamen Nachspüren im getasteten Gebiet. Inzwischen finden natürlich die sich aufdrängenden Vergleiche mit der ungetasteten Seite statt.

Jetzt sollten noch einige kontrollierende Proben angeschlossen werden:
– Versuchen Sie, das Bein der getasteten Seite von der Ferse her aus dem Becken herauszudehnen. Machen Sie dieselbe Probe mit der ungetasteten Seite. Es ist überraschend, wie mühelos dies an der getasteten Seite funktioniert, wie hart und undehnfähig die andere Seite dagegen ist.
– Setzen Sie sich im Knie-Fersensitz hin. Wie sitzen Sie auf der getasteten, wie auf der ungetasteten Seite? Auch hier wird meist bei allen Teilnehmern ein deutlicher Unterschied angegeben: Weicher, ausgebreiteter, abgesunkener auf der getasteten Seite, sogar das Kniegelenk läßt sich müheloser beugen im Vergleich zur ungetasteten Seite.
– Lassen Sie sich vornüber zum Päckchen-Sitz nieder (Kopf voraus, Wirbelsäule rundet sich nach und nach). Auch hier wieder: wie faltet sich die getastete Seite gegenüber der anderen? mühelos – mühsamer? Wie groß ist der Raum für die Atembewegung in der getasteten Seite? Äußerungen wie: es scheint die ganze Gesäßhälfte «mitzuatmen», sind nicht selten. Die von innen getastete Hülle fühlt sich auch außen weicher, elastischer, dehnfähiger an.

Was ist nun eigentlich geschehen? Wir haben ja lediglich einen «Tast-Spaziergang» in einem begrenzten, jedoch sehr wichtigen Körperbereich gemacht. Ganz eindeutige Veränderungen im «Hüllengewebe» haben dadurch stattgefunden, die sich in der besseren Lagerung, in einem befreiten Raumempfinden, in besserer Dehnfähigkeit zeigen, und einiges mehr, z. B. andere Temperatur-Empfindung. Darüber hinaus wird die getastete Seite durchweg als angenehmer, wohliger empfunden.

Die gesammelte Aufmerksamkeit, mit der wir uns nach gewissen Regeln einer Körper-Region zuwandten, bewirkt dort einen klareren Körpersinn, ein deutlicheres Bewußtsein für diese Region, die eine Spannungsregulation zur Folge hat. Bei Anfängern bezieht sich dieses nur auf den jeweils getasteten Bereich. Später kann man die Auswirkung in der ganzen Körperseite fühlen, in der in einem begrenzten Bereich getastet wurde.

16.2 Vorschlag zum Tasten in der «oberen Basis»

Ebenso wie beim Tasten in der unteren Basis stelle man sich den oberen Basisraum leer vor, ohne Inneneinteilung und Innenausstattung. Die obere Basis reicht vom Mund-Schlundgebiet bis hinauf in den Nasen-Rachenraum. Der einfachste «Einstieg» geschieht durch die Nase in den Nasen-Rachenraum, und von nun an können wir die Nase vergessen.

Wir fragen uns

– Wie weit ist wohl der Raum hinter der Nase?
– Wie weit reicht er bis zur Hinterhauptsschale?
– Wie breit ist er von einer Seite zur anderen?
– Wie hoch wölbt sich dieser Raum in Richtung Schädeldach?
– Ist der obere Basisraum wie ein einziger großer Raum zu fühlen, dessen Innenwandung ich mit meinem inneren Auge oder mit meiner Empfindung tastend erspüren kann?
– Kann ich mir vorstellen, wie das Innenohr sich in diesen Raum hinein öffnend weitet? auf der einen Seite, dann auf der anderen
– Von innen her die Stirnwölbung: die Schläfen erspüren?
– Kann ich den Nasen-Rachenraum einfach und naiv mit der Mundhöhle als *einen* Raum empfinden (harten Gaumen vergessen)?
– Reicht dieser eine große Raum bis in den Schlund hinab?
– Wie ist es, wenn ich mir im Mundraum eine größere Frucht vorstelle? in welcher Weise verändert sich dann der Raum? Wie wirkt sich das auf den

Schlund aus? wird er enger oder weiter? Wird die Zusammengehörigkeit von Nasen-Rauchenraum und Mund und Schlund deutlicher oder nicht deutlicher?
- Kann ich eine ähnliche Veränderung, Vergrößerung des oberen Basisraumes durch Gähnen erreichen?
- Kann ich überhaupt spontan gähnen? Wie könnte ich das Gähnen provozieren? indem ich das Kinn vorschiebe? oder indem ich die Zunge nach hinten einrolle?
- Welche Stellung nimmt hierbei der Kehlkopf (Schlund) ein? Zu welchem Vokal würde diese Stellung passen? Stellen Sie sich ein weites O vor, wie in der englischen Sprache in den Worten «saw» oder «draw» (offener, langer, zwischen a und o schwebender Laut). Dieses Ooo bilden Sie in Ihrem Kehlkopf, vor allem in der Einatemphase, denn es geht nicht um die Lautbildung, sondern um den Anreiz zum Gähnen und dadurch Weiten des Schlundes.
- Kann ich mit diesem Ooo ein Gähnen auslösen?
- Weitet das Gähnen den oberen Basisraum nach oben? zum Nasen-Rachen-Raum?
- Weitet er auch zum Schlund hinab? Liegt hier die Weitung mehr im vorderen oder mehr im hinteren Bereich?
- Kann ich spüren, daß dieses durch verschiedene Tricks ausgelöste Gähnen sozusagen den Wegweiser in die untere Basis bildet?
- Kann ich auf diese Weise ganz einfach die Verbindung zwischen oberer und unterer Basis herstellen?
- Wo kommt der «Gähn» in der unteren Basis an? An der Innenseite des Kreuzbeins? Oder noch tiefer – vor dem Steißbein?
- Wie ist es eigentlich im Alltag, wenn gelegentlich ein Gähnbedürfnis auftaucht – versuche ich es nicht meist zu unterdrücken?
- Was geschieht, wenn ich diesem Bedürfnis nachgebe? Gibt es nicht eine ganze Serie von Gähnansätzen, die zunächst noch unbefriedigend sind, die aber, wenn ich ihnen nachgebe, immer voller und schließlich befreiender werden, wobei die Augen tränen und auch die Nase tropft?
- Kommt zum Schluß nicht der Augenblick, wo ich das Gefühl habe: jetzt ist der «Gähn angekommen». Ja, wo denn angekommen? Probieren Sie es aus: Er reicht vom obersten Nasen-Rachen-Raum bis in die allerunterste Basis, genau gesagt: es ist, als ob der Riesen-Gähn von innen her ganz leise den Afterschließmuskel ein wenig weitet.

Wenn man auf diese Weise das Gähnen zulassen kann, wird man sich nicht mehr zu fragen brauchen: was ist denn eigentlich zwischen der oberen und unteren Basis? also der Brustraum? Man wird spüren, daß man im ganzen Rumpf, vom Haupt bis tief in die unterste Basis nur *ein Raum* ist, bei dem eine Unterteilung ganz unwesentlich wurde. Je geräumiger man seine obere Basis spürt, um so weiter und geräumiger wird man die untere Basis empfinden. Diese Korrespondenz zwischen der oberen und unteren Basis, diese Polarität ist die Voraussetzung dafür, daß wir zu einer natürlichen Atemform finden, die wir durch solche Tastarbeit zu erreichen versuchen.

16.3 Vorschlag zum Tasten des Gesichtes

Am leichtesten ist das Tasten des Gesichtes in bequemer Rückenlage durchzuführen. Im allgemeinen geht man dabei zunächst großzügig beidseitig vor. Wenn man jedoch in Einzelheiten gehen will, z. B. beim Ertasten der Augen, dann sollte jeweils zunächst nur einseitig getastet werden, um bessere Vergleichsmöglichkeiten zu haben.

Vorschläge für Fragen
- Empfinden Sie Ihre Gesichtsmuskeln als gelöst oder als gespannt?
- Wie verhalten sich Ihre Lippen? Sind sie aufeinander gepreßt oder liegen sie weich aneinander?
- Die Mundwinkel? Sind sie durch gespannte Lippen auch gespannt, oder liegen sie so weich aufeinander, daß man fast das Empfinden eines beginnenden Lächelns hat?
- Die Wangen – können sie weich seitlich absinken?
- Das Kinn – die Kaugelenke? Versuchen Sie zu spüren, welchen Zusammenhang diese mit dem Zustand der Zunge haben.
- Liegt die Zunge im Mundboden, schwebt sie irgendwo im Mundraum oder klebt sie am Gaumen?
- Sind die Nasenflügel gespannt, oder können sie wie die Wangen seitlich absinken?
- Wie verhalten sich die Augenlider? Liegen sie weich und gelöst oder gepreßt auf den Augäpfeln? Zittern sie?
- Die Augäpfel selber – sinken sie tief in die für sie bereite Augenhöhle? Oder sind sie nach vorn gepreßt entsprechend unserer Redewendung: «Ein Auge auf etwas werfen»? Oder könnten Sie ein Bild in die Augen fallen lassen?

- Die Nasenwurzel – ist sie weich und faltenlos, stimmt ihr Zustand überein mit der vorigen Frage? (ein Auge, einen Blick auf etwas werfen).
- Die Stirn – hat sie Falten? Längs oder quer? Kann die Stirnhaut seitlich sinken, so daß auch die Schläfen seitlich in Richtung Ohr sinken?
- Kann die Stirnhaut auch in Richtung Haargrenze sinken, so daß auch die Haut des Oberhauptes sich weich anfühlt?
- Wie ist es mit den Ohren? Können Sie überhaupt spüren, daß Sie Ohrmuscheln haben?
- Versuchen Sie einmal – ohne hinzufassen – Ihr eines Ohr zu entdecken. Wo ist das Ohrläppchen? Gehen Sie der ganzen Ohrmuschel nach, am Rand, innen, außen. Tauchen Sie mit Ihrer Vorstellung in den äußeren Gehörgang ein, in das Mittelohr, vielleicht führt es Sie auch noch tiefer hinein. Kommen Sie zurück in die innere Ohrmuschel, den äußeren Rand, die Rückseite der Muschel, das Haut-Gebiet hinter dem Ohr, vor dem Ohr. Ist das Ohr jetzt «da»?
- Vergleichen Sie mit dem anderen Ohr.
- Nehmen Sie entsprechend auch das andere Ohr vor.
- Versuchen Sie, den Zustand Ihres Gesichtes zu vergleichen mit dem Zustand vor der Tastarbeit. Was empfinde ich? – Gelöstheit? – Ruhe? – Sinken?

Dieser Vorschlag zum Tasten des Gesichtes soll lediglich eine Anregung sein. Jeder, der sich mit dem Tasten beschäftigt, wird bald auf eigene Ideen kommen und zu neuen Variationen finden. Man lernt auch, sich den jeweiligen Situationen und der Aufnahmefähigkeit der Patienten anzupassen.

16.4 Vorschlag zum Tasten der «Schale» der unteren Basis und der «Schale» der oberen Basis

Wir wollen versuchen, die «Schale» der unteren Basis und die der oberen Basis uns so zu vergegenwärtigen, daß wir die Korrespondenz dieser scheinbar voneinander entfernten Gebiete und ihre sehr verwandte Reaktionsfähigkeit entdecken.

Unter «Schale» verstehen wir in diesem Zusammenhang bei der unteren Basis-Schale das Becken, wie wir es in der Rückenlage empfinden, mit dem Kreuzbein als Boden der Schale, wir könnten auch sagen der Schüssel. Die obere Basis-Schale wäre dementsprechend die Hinterhaupts-Schale.

Wir beginnen in Rückenlage mit der unteren Basis-Schale, deren Innenwand wir von der Mitte des Bodens dieser Schale, dem Kreuzbein, flächig auszumodellieren versuchen, etwa wie ein Töpfer den Boden einer Schale glättend ausstreicht.

Von der Mitte her beginnend, prüfend, formend zuerst an den seitlichen Innenwandungen der Becken-Schale entlang spüren, dann nach unten beckenbodenwärts. Wenn wir jedoch in Richtung oberen Beckenrand tastend fragen, werden wir vielleicht bemerken, daß der Übergang zur Lendenwirbelsäule die Tendenz zeigt, sich ein wenig bodenwärts zu senken, d. h. die unteren Lendenwirbel werden bereiter, sich niederzulassen. Mit dieser tastenden Betrachtung sollten wir uns eine längere Zeit beschäftigen, – modellierend wie ein Töpfer – tastend – fragend –.

Dann wenden wir uns in gleicher Weise der oberen Basis-Schale zu. Die Hinterhaupts-Schale modellieren wir von innen heraus, auch wieder die seitlichen Wandungen von innen her und ebenso Richtung Oberhaupt tastend spüren. Wenn wir uns dem unteren Rand des Hinterhauptes und dem Übergang zur Halswirbelsäule nähern, bleiben wir mit unserer Aufmerksamkeit unmittelbar vor den obersten Halswirbeln, betrachten sie also als einen Teil der Hinterhaupts-Schale. Dann werden wir auch hier vielleicht bemerken, daß die obersten Halswirbel – entsprechend den unteren Lendenwirbeln – die Tendenz des Sinkens haben. Tasten wir nun wechselweise die untere Schale von innen und die untersten Lendenwirbel, sowie die obere Schale von innen und die obersten Halswirbel, werden wir vielleicht spüren, daß eine ganz leise Streck- bzw. Dehnbewegung durch die ganze Wirbelsäule geht. Das Becken wird das Bedürfnis haben, etwas weiter fußwärts gedehnt zu werden, während gleichzeitig der Kopf die entgegengesetzte Bewegung wünscht. Dabei kann es auch geschehen, daß die Schultergelenke sich ein wenig bodenwärts niederlassen, vielleicht die Arme etwas in die Außenrotation streben. Die Beine streben fersenwärts, ohne daß dadurch wieder eine Verstärkung der Lenden-Lordose entsteht.

Wichtig ist bei dieser Art des Tastens, daß wir die verschiedenen Bewegungen bzw. Bewegungsansätze nicht «machen», sondern daß wir «betrachten», was da in ganz leisen Ansätzen geschieht. Auf diese Weise entdecken wir eine ganz neue, viel subtilere Bewegungsform, die sich aus einer inneren Aufrichtung vollzieht und nicht von außen her eingedrillt wird.

Der wesentlichste Effekt jedoch wird sein, daß das Wissen, Kopf und Beckenraum seien zwei mehr oder weniger weit voneinander entfernte Räume oder Bereiche, sich mehr und mehr verliert, ja, daß sich sogar die Empfindung verliert, der Thorax-Raum läge ja noch dazwischen. Wenn man nun noch auffordert, durch welche Technik auch immer, ein möglichst häufiges und gründliches Gähnen auszulösen, wird nach kurzer Zeit das Gefühl entstehen, man sei nur noch ein einziger großer Raum zwischen Oberhaupt und tiefster unterer Basis – ohne irgendeine Einteilung – in dem sich ein ausgiebiges und endlich befriedigendes Gähnen abspielen kann.

16.5 Vorschlag zum Tasten der Zehen

Die Zehen sind für die meisten Menschen nicht spontan jede einzeln zu spüren, sondern nur en bloc, als ein mehr oder weniger undifferenziertes Ganzes. Es lohnt sich jedoch, jede einzelne Zehe kennenzulernen, sie zu suchen und sich bewußt zu machen. Am leichtesten erreicht man dies durch die Tastarbeit, die man für die Zehen aus jeder beliebigen, bequemen Haltung vornehmen kann: in Rückenlage, im Sitzen, sogar auch – wenn es sich gerade so ergibt – in Seitenlage.

Man fragt sich am besten zunächst, ob man die Großzehe – ohne sie zu bewegen – spürt. Man kann in wiederholten Anläufen, wenn die erste Zehe nicht spontan zu spüren ist, den Versuch machen, in sie hineinzuschlüpfen wie in einen Handschuhfingerling. Allmählich wird man merken, daß sie «da» ist. Dasselbe macht man dann mit der Kleinzehe. Wenn auch sie «da» ist, ein paarmal im Wechsel erste und fünfte Zehe anspüren. Dann sucht man die zweite Zehe auf dieselbe Weise, stellt die Beziehung zwischen der ersten und zweiten Zehe her, dann die Beziehung zwischen der zweiten und fünften Zehe. Weiter geht es dann mit der vierten Zehe, dann auch mit deren Beziehung zu den anderen schon gefundenen Zehen, bis zum Schluß nur noch die Lücke zwischen der zweiten und vierten zu schließen ist – die mittlere dritte Zehe.

Ganz zum Schluß sollte man tastend erspüren, ob jetzt alle fünf auch der Reihe nach zu finden sind.

16.6 Vorschlag zum Tasten der Hand

Der Übende sitzt bequem oder liegt in Rückenlage. Man läßt ihn frei wählen, an welcher Hand er tastend arbeiten will, sofern er sich nicht aus therapeutischem Grund für eine Hand entschließt.

Fragen
- Wie empfinden Sie Ihre Hand in der Lagerung? gelöst, entspannt oder gespannt?
- Was nehmen Sie am deutlichsten wahr von der Hand? Die Innenfläche, den Handrücken, die Finger, vielleicht auch nur den Daumen?
- Gehört das Handgelenk bis zu einem gewissen Grad mit zur Hand?
- Tauchen Sie mit Ihrer Vorstellung in die Handfläche ein wie in ein kleines Tal, das von einer Hügelkette umgeben ist: vom großen Daumenballen, vom Kleinfinger-Ballen, von den kleinen Ballen, die zu jedem der Grundgelenke der Finger gehören (jeden einzelnen ertasten).
- Ziehen Sie sich mit ihrer Wahrnehmung zum Handgelenk zurück und schauen mit dem inneren Auge, wie sich Hand und Finger auffächern (jeden Finger einzeln wahrnehmen).
- Wie ist es mit den Mittelhandknochen, an der Innenseite, auf dem Handrücken (jeden einzeln)?
- Können Sie sich die Grundgelenke der Finger vorstellen? Oder einfach nur mit Ihrer Vorstellung da verweilen, wo Sie sie vermuten?
- Noch einmal das Handgelenk, das aus einer ganzen Reihe von Handwurzelknochen besteht, die Sie nicht im einzelnen zu kennen brauchen.
- Stellen Sie sich vor, Sie könnten mit Ihrem Bewußtsein dort hindurchrieseln, so wie das Wasser eines Baches durch Steine rieselt.

Man könnte nun – wenn man sehr gründlich die Hand ertasten will – die Finger einzeln vornehmen, an der Außenseite des Daumens beginnen, an ihr entlang bis zur Kuppe, um diese herumgehen, an der anderen Seite, die zum zweiten Finger zeigt, herab, gründlich die Schwimmhaut zwischen Daumen und zweiten Finger, am zweiten Finger dann seitlich zur Kuppe, um diese herum usw., bis alle Finger seitlich erfragt worden sind, besonders die «Schwimmhäute». Dasselbe kann man natürlich auch mit den Fingerrücken und der Innenseite der Finger vornehmen.

Fragen nach der Auswirkung bzw. Veränderung:
Tastfähigkeit der Finger und Fingerkuppen/Form bzw. Struktur der ertasteten Hand.

16.7 Vorschlag zum Tasten der Achselhöhle

Ausgangsstellung: Bequemes Sitzen oder Rückenlage. Es ist durchaus nicht nötig, den Arm der zu tastenden Seite zu abduzieren, er kann im Sitzen ganz natürlich herabhängen, im Liegen genau wie der andere Arm bequem neben dem Körper lagern.

Nun gibt es verschiedene Möglichkeiten, die Tastarbeit in der Achselhöhle zu beginnen. Das hängt davon ab, ob man diesen Bereich als Abschluß einer anderen Tastarbeit erarbeitet, oder ob man die Achselhöhle für sich allein oder auch als Beginn und/oder Abschluß des Tastens im Gewebe des Armes vornimmt. Eine weitere Möglichkeit ist, die getastete Achselhöhle mit dem «Raum» unter dem Schulterdach der gleichen Seite zu verbinden, also dem alleroberbsten Thoraxraum.

Die Achselhöhle selber sollte man sich – wie es der Name schon sagt – wirklich als einen Raum vorstellen, nicht als eine Falte zwischen Brustkorbwand und Oberarm. Außerdem sollte man das Kugelgelenk vergessen. Versuchen Sie, sich den Achselhöhlen-Raum wie ein Kuppelgewölbe vorzustellen, das sich über Ihrem Standort – dem Boden des Gewölbes – groß und geräumig ausweitet.

Getragen wird diese Kuppel einmal von der obersten seitlichen Brustkorbwand, zum anderen vom inneren obersten Oberarm-Anteil. Verbunden werden diese beiden tragenden Wände von zwei, sich wie Arkadenbögen vom Thorax zum Oberarm hinüberschwingenden Muskeln: vorn ist es der m. pectoralis, hinten der m. latissimus, die beiden ihren Ansatz im obersten Oberarm-Bereich haben, der eine vorn, der andere hinten. Durch diese Art der Betrachtung läßt sich leicht das Bild einer Kuppel vorstellen, die man nun, am Boden dieses Raumes stehend, betrachtet.

Fragen

– Wie hoch wölbt sich die Kuppel über dem Standort?
– Wie weit sind die Entfernungen zwischen den tragenden «Wänden»?
– Ist es im betrachteten Raum hell?, dunkel?, farbig?

- Ist der Raum überhaupt wirklich ein Raum?
- Kann ich das Kugelgelenk der Schulter ganz vergessen?
- Weitet sich vielleicht der Raum, je länger ich ihn betrachte?
- Kann ich alle Innenwände des Kuppelraums einschließlich der Arkadenbögen immer wieder von innen ausmodellieren?

Versuchen Sie nun, durch die Brustkorbwand einzutreten in den obersten Brustraum, das Gebiet unter dem Schulterdach, also wie eine Verlängerung der Achselhöhle zur Mitte hin herzustellen. Betrachten Sie von innen die vordere Innenwand des «Daches», dann auch die hintere. Gehen Sie dann zurück unter dem «Dachfirst» nach seitwärts, bis Sie wieder im Kuppelgewölbe der Achselhöhle sind. Nun schauen Sie sich erneut um.

Fragen
- Ist das Kuppelgewölbe wie vorher?
- Oder größer? heller? dunkler?
- Bildet der Kuppelraum der Achselhöhle eine Einheit mit dem Raum unter dem Schulterdach?

Proben
- Dehnen Sie den Arm der getasteten Achselhöhle handwärts, dann seitwärts in Abduktion von 90° und dann nach oben, als Verlängerung Ihres Rumpfes.
- Machen Sie die gleichen Proben mit dem anderen Arm.
- Unterschied?

Die Achselhöhle ist einer unserer subtilsten Körperbereiche. Fast möchte ich sagen: sie ist ein Raum, den zu entdecken sich wie kaum ein anderer lohnt.

16.8 Vorschlag zum Tasten einer Extremität

Das Tasten im Gewebe eines Beines läßt sich sinngemäß auch auf einen Arm übertragen. Auf jeden Fall sollte man jedoch immer nur an einer Extremität arbeiten, damit man seine volle Aufmerksamkeit auf den jeweiligen Tastbereich lenkt. Außerdem gilt bei den Extremitäten, daß man hier nicht von «Hülle» und «Raum» ausgeht, sondern sich tastend im Gewebe orientiert, wobei man sich sehr wohl auch eine gewisse Vorstellung von den Gelenken machen kann.

Beim Bein schlage ich sehr gern vor, vom Becken auszugehen, und zwar in Rückenlage. Beginnen Sie immer, sich zu kontrollieren, ob Sie mit Ihrer Atembewegung in der Basis sind und ob Sie «sinken» können.

- Entscheiden Sie sich für eine Seite. Wie liegt diese Beckenseite mit ihrer Unterseite auf? Wie liegt das Bein dieser Seite?
- Können Sie das Kreuzbein dieser Seite spüren? Das Iliosacralgelenk? Die ganze Beckenseite in ihrer Auflage?
- Vom oberen Beckenrand der gewählten Beckenseite flächig das Gewebe spüren bis zur queren Gesäßfalte.
- Was gehört wohl bei der aufliegenden Seite noch zum Gesäß?
- Wo beginnt wohl die Rückseite des Oberschenkels?
- Tasten Sie aufmerksam abwärts in der ganzen Breite des hinteren Oberschenkels Richtung Kniekehle.
- Liegt diese auf oder ist das Bein leicht gebeugt?
- Was gehört in diesem Bereich wohl noch zum Oberschenkel?
- Was zum Unterschenkel? Tauchen Sie ein in das Gelenk.
- Tasten Sie nun weiter an der aufliegenden Seite des Unterschenkels, die Wade, wie sie sich zur Achillessehne verjüngt.
- Nehmen Sie die Ferse wahr, wie sie aufliegt.
- Gehen Sie unter die Ferse, unter die ganze Fußsohle, die Wölbung der Unterseite des Fußes, die Grundgelenke der Zehen, unter den Zehen das zarte Gewebe, dann die Zehen-«Beeren», um die Kuppen der Zehen auf die Oberseite der Zehen.
- Weiter auf der ganzen Oberseite des Fußes bis zum Sprunggelenk.
- Hier ähnlich wie beim Handgelenk etwas verweilen, eintauchen in das Gelenk mit seiner Differenziertheit der Fußwurzelknochen, wie ein kleiner Bach diese durchströmen, also das Fußgelenk nicht als eine kompakte Masse empfinden.
- Wieder auftauchen und nun auf der Vorderseite des Unterschenkels (Schienbeinseite) aufwärts Richtung Kniegelenk.
- Hier wieder die Frage: Was gehört wohl zum Unterschenkel, was zum Oberschenkel? Kann ich die Kniescheibe deutlich empfinden? Evtl. auch von ihrer Unterseite her?
- Weiter auf der Oberseite des Oberschenkels breit und flächig aufwärts Richtung Rumpf.
- Wo endet wohl das Gewebe, das zum Bein gehört? Spüre ich die Leistenbeuge?

- Wo beginnt wohl das Gewebe der Bauchdecke dieser Seite? Wie breit ist sie von der Mittellinie bis zur Seite? Wie weit spüre ich die Bauchdecke? bis zur Taille?
- Dann nach seitwärts abgleiten mit dem Tasten des Gewebes, um die Außenseite von Becken und Bein zu tasten.
- Abwärts außen am Oberschenkel Richtung Kniegelenk.
- Was gehört zum Oberschenkel, was zum Unterschenkel?
- Weiter seitlich abwärts am Unterschenkel Richtung äußerer Knöchel des Fußgelenks.
- Diesen sorgfältig umrunden, auch das Gewebe unterhalb des Knöchels.
- Um die Unterseite der Ferse herum zur Innenseite des Fußgelenks, das Gewebe unterhalb des inneren Knöchels nicht vergessen.
- Aufwärts seitlich am inneren Unterschenkel, das Kniegelenk, das nun schon vertrauter ist.
- Seitlich innen am Oberschenkel bis hoch hinauf in die Hautfalte zwischen Oberschenkel und Schamgebiet.
- Über den Damm als Verbindung zwischen der erstgetasteten, der hinteren Seite von Gesäß und Bein und diesem letzten «Weg» an der Innenseite des Beines den Tastrundgang beschließen.

Fragen

- Wie empfinde ich das Bein?
- Die ganze Beckenseite?
- Wie liegt sie?
- Wie liegt das Bein?
- Wie liegt der Lendenbereich dieser Seite?
- Wie leicht/schwer ist dieses Bein? Probe und Vergleich mit dem anderen Bein.
- Wie spüre ich in dieser Basisseite die Atembewegung?
- Scheint der Basisraum noch das gleiche Volumen zu haben wie auf der anderen Seite?
- Scheint das Gewebe des getasteten Gebietes genauso zu sein wie vorher? Oder hat es sich in irgendeiner Weise verändert? Wie?
- Gibt es Temperatur-Unterschiede zwischen dem getasteten Gebiet und dem entsprechenden ungetasteten?
- Dehnen Sie das getastete Bein fersenwärts. Geht dies mühelos/mühsam?
- Dasselbe mit dem anderen Bein. Ist da ein Unterschied?
- Wie spüren Sie die ganze Körperseite, an der Sie Becken und Bein tasteten?

Damit sind gemeint auch Rumpf, Schulter, Arm, eventl. auch die Kopfhälfte. Vergleichen Sie mit der anderen Seite.

Auch nach dieser Tastarbeit sollte man sich fragen: Was ist eigentlich geschehen? Ich war eine Zeitlang mit meiner Aufmerksamkeit, meiner Vorstellung, meiner Wahrnehmung, meinem Bewußtsein in einem vorgegebenen Bereich meines Körpers, ohne dessen Lage in irgendeiner Weise zu verändern.

Diese Aufmerksamkeit – diese Zuwendung – hat allein dies eine spürbare Veränderung bewirken könnnen? Oder blieb alles so, wie es vor Beginn des Tastens zu spüren war?

III. Organisation
Einzel- und Gruppenarbeit

H. Haase

Es hat sich durch Jahrzehnte hindurch erwiesen, daß es praktisch und sehr wirkungsvoll ist, nicht nur Schüler und Übende, sondern auch Patienten kursusmäßig zusammen zu fassen. Die Wirkung der parallel laufenden täglichen Einzelbehandlung und der täglichen Gruppenarbeit über einen Zeitraum von mindestens 14 Tagen ist wesentlich intensiver, als wenn man Patienten – wie allgemein üblich – nur mehrmals in der Woche zur Einzelbehandlung kommen läßt.

Hierbei spielt es keine ausschlaggebende Rolle, mit welchem Krankheitsbild der einzelne zum Therapeuten kommt. Bei der Zusammenstellung solcher Kurse spielt es auch keine Rolle, ob in der Gruppenarbeit sowohl Fachkräfte als auch gleichzeitig Patienten unterrichtet werden, weil ja in der täglichen Einzelbehandlung das Eingehen auf die individuellen Notwendigkeiten im Vordergrund steht.

In der Einzelbehandlung führt man jeden Teilnehmer so weit, daß man in der Gruppe die Techniken erarbeiten kann, die für jeden der Kursus-Teilnehmer notwendig sind.

Das übergeordnete Ziel der Lösungstherapie ist, daß neben der Behandlung individueller körperlicher Schwierigkeiten eine Umstimmung des Gesamtverhaltens der Teilnehmer angestrebt wird, und dieses ihnen einsichtig wird.

Die Atemform ist ein Anzeichen und ein Ausdruck für den jeweiligen Zustand jedes Menschen. Darum ist das Anliegen, eine gelöste Atemform zu erarbeiten, gleichzeitig Weg und Ziel dieser Therapie und läuft wie ein roter Faden durch die ganze Arbeit.

Wenn man hier eine wirkliche Lösung erreichen kann, wird schließlich bei den Teilnehmern eine echte Veränderung der Grundstimmung sowohl im physischen wie im psychischen Bereich bewirkt.

IV. Wirkungen

H. Ehrenberg

Um die beobachteten Behandlungseffekte zu erklären, werden diese geschildert und physiologisch zu deuten versucht. Es ist das Ziel, diese Arbeitsweise durchschaubar zu machen und die Gefahr der Mystifizierung, der die Lösungs- und Entspannungsverfahren häufig unterliegen, möglichst auszuschalten.

1. Wachheit

Wir beobachten während und im Anschluß an die Behandlung verschiedene Zustände von Wachheit (Vigilanz). Am auffallendsten sind:
– Eine aufmerksame Wachheit, die zu größerer Wahrnehmungsfähigkeit des Körpers (Körperwahrnehmung), aber auch der Umgebung führt,
– ein angenehmes Ruheempfinden, das als Entspannungsreaktion im Sinne einer gedämpften ergotropen Reaktionsbereitschaft im Wachzustand (VAITL, 1978) bezeichnet werden kann.

2. Körperbild (Körperschema)

Viele Menschen haben heute nur eine vage Beziehung zu ihrem Körper. In der Lösungstherapie können sie ein deutlicheres Körperbild bzw. Körperraumbild erwerben und das Empfinden für ihre Körpergrenzen und deren «Erweiterung» in der Behandlung erhöhen. Aus diesem Grunde wird oft einseitig geübt, damit der Übende bzw. Patient das Phänomen der Erweiterung seiner «Hülle» selbst wahrnehmen lernt. Durch systematische Schulung der Körperwahrnehmung lernt der Patient, sich verschiedene Körperbereiche stärker ins Bewußtsein zu ziehen (s. auch bei vegetative Funktionen).

3. Vegetative Funktionen

Durch Senkung des Sympathikustonus werden Effekte des Parasymphatikus möglich.

a) Herz-Kreislauf

Wir beobachten:

- Senkung einer erhöhten Ruhepulsfrequenz, z. B. von 96/min auf 84/min,
- Senkung eines erhöhten systolischen Blutdrucks, z. B. von 150/80 mm Hg auf 130/80 mm Hg,
- verbessertes Wärmeempfinden, wenn die Hautdurchblutung gleichmäßiger wird und sogar Pulsationen zu spüren sind (gelegentlich nach anfänglichem Frösteln).

Mit Hilfe der Konzentration auf den Körper, d. h. mit der «Tastarbeit» kann sich der Übende bestimmte Körperabschnitte ins Bewußtsein ziehen und ein Gebiet mehr oder weniger durchbluten lassen. Im Gehirn kann eine Umschaltung auf das Vegetativum erfolgen.

b) Sonstige Reaktionen

Wir beobachten:

- Vermehrten Speichelfluß, Bildung von Nasensekret, Tränenfluß,
- erleichterten Sekrettransport bei vorhandenem Bronchialsekret und schonende Sekretabgabe, d. h. durch Räuspern (Husten – u. U. unproduktiv – wird vermieden),
- vermehrte Blasenentleerung (Diurese).

4. Atmung

Die Atmung ist ein geregelter Vorgang. Das Atemzentrum im Gehirn (unterer Hirnstamm = Pons und Medulla oblongata) enthält in- und exspiratorisch tätige Neurone, die sich gegenseitig hemmen. Die rhythmisch wechselnden Ein- und Ausatembewegungen entstehen also im Atemzentrum. Sie werden durch mannigfache Reize beeinflußt und in Ablauf und Tempo modifiziert. Die Atmung hat primär die Aufgabe, Sauerstoff aufzunehmen und durch Abgabe des Kohlendioxids das lebenswichtige Säure-Basen-Gleichgewicht konstant zu halten. Die für die Aufrechterhaltung dieses Gleichgewichtes zu regelnden Größen (die konstant gehalten werden müssen) sind der Sauerstoffpartialdruck, der Kohlendioxidpartialdruck und der pH Wert im arteriellen Blut (sog. chemische Atemantriebe, die das Atemzentrum beeinflussen).

Außer diesen chemischen Antrieben beeinflussen noch viele andere Reize das Atemzentrum. Es sind Reize von höheren Gebieten des Gehirns (z. B. Gehirnrinde, mot. Zentren, limbisches System/Bewußtsein, Psyche, Emotionen), auch bestehen enge Verbindungen zum Kreislaufzentrum. Reize von der Peripherie, d. h. von Rezeptoren in der Lunge, von den Gliedmaßen (Mechanorezeptoren) und von der Haut modifizieren den Grundrhythmus der Atembewegungen ebenfalls. «Das Atemzentrum gibt seine Befehle zu den motorischen Vorderhornzellen der Atemmuskulatur» (RUMBERGER, 1982). «Die Ateminnervation nimmt insofern eine Mittelstellung zwischen vegetativer und somatischer Innervation ein, als sie im allgemeinen unbewußt und auch im Schlaf automatisch abläuft, andererseits jederzeit willkürlich in fördernder und hemmender Richtung beeinflußt werden kann» (KOEPCHEN, 1972).

In dieser Arbeitsweise wird die **Atemform** des Atembewegungsapparates möglichst nicht willkürlich verändert, vielmehr nimmt der Übende den rhythmischen Atembewegungsablauf und den Ort der Bewegung bzw. den bewegten Raum in der «unteren Basis» sowie die Weite der «oberen Basis» wahr, ohne willkürlich diesen Ablauf verändern zu wollen. Das ist ein Verhalten, das gut geübt werden muß und das vom Anfänger nicht erwartet werden kann. Wir beobachten *während* der Behandlung und unter Umständen auch *nachher* unwillkürliche Änderungen der Atemform:

- Minderung einer erhöhten Ruheatemfrequenz, z. B. von 22 Atemzüge/min auf 16–18/min,
- größere Atembewegungen in der «unteren Basis»,

- eine Pause zwischen der Aus- und Einatemphase (sog. endexspiratorische Pause),
- einen tiefen Atemzug innerhalb der Ruheatmung, der in der Physiologie als Seufzer bezeichnet wird.

Dieser Seufzer tritt beim Gesunden bei ruhiger Atmung 1–2 mal/Stunde auf, d. h. es kommt «ein verstärkter Atemzug auf alle 500 normale Atemzüge». Ein derartiger tiefer Einatemzug (Seufzer) wird durch Rezeptoren in den Bronchien, die bei Dehnung einen Reflex auslösen, verursacht. «Die Funktion dieses Reflexes (nach HAED) wird in der Verminderung eines Kollapses von Teilen des Lungengewebes bei Ruheatmung gesehen» (RUMBERGER, 1972 und 1982). Es ist nun denkbar, daß während der Ruheatmung in der Lösungstherapie der beobachtete tiefe Einatemzug über diesen Reflex ausgelöst wird. Der tiefe Atemzug, der als ausgiebige – die untere «Basis» ausfüllende – Atembewegung wahrgenommen wird, ist Ausdruck einer großen Zwerchfellbewegung und eines optimalen Nachgebens der Bauchorgane in alle Richtungen. Denn inspiratorisch erhöht sich durch Druck vom Zwerchfell der intraabdominale Druck und die Bauchorgane weichen aus. Dieser tiefe Atemzug wird als »befreiend« und wohltuend empfunden. Er wird vom Behandler als Zeichen von Gelöstheit gewertet.

5. Muskelspannung (Muskeltonus)

a) Durch die sehr wache (aufmerksame) Mitarbeit und Konzentration auf den Körper in der allgemeinen und speziellen «Tastarbeit», die von A. SCHAARSCHUCH in den zwanziger Jahren aus der Arbeitsweise von E. GINDLER (1926) übernommen wurde, kann die Muskulatur im Sinne der «Spannungsregulation» beeinflußt werden. Da der Tonus der Muskulatur bzw. die Grundinnervation nicht nur von der Reflexinnervation sondern auch vom Grad der Wachheit abhängt, kann z. B. die Konzentration auf bestimmte Körperabschnitte zu einer «Tonisierung» der Muskeln führen. Das läßt sich – wie wir meinen – an geänderter Lage von Gliedmaßen oder deutlich sichtbaren Reliefveränderungen nach dem Üben beobachten.

b) Für die Arbeitsweise charakteristisch sind «passive» und «aktive» *Muskeldehnungen,* die betont langsam ausgeführt werden. Die Dehndauer ist sehr variabel. Sie liegt zwischen 5–15 Minuten.

Passive Dehnungen werden durch äußere Einflüsse hervorgerufen:
- durch die Schwerkraft z. B. bei den «Dehnlagen»,
- durch einen Behandler z. B. beim «passiven Dehnungen».

Lernt der Patient sich völlig zu entspannen, d. h. sich der Schwerkraft oder dem Behandler zu «überlassen», ist die Muskulatur nicht innerviert. Der Muskel wird mit allen Strukturen, sowohl bindegewebigen als auch kontraktilen Anteilen gedehnt. Der Patient unterstützt die Dehnung durch bewußtes Entspannen. Je besser er lernt, seinen Minimaltonus aufzugeben, um so dehnfähiger wird der Muskel. Das wird ihm dann besonders gut gelingen je mehr der Patient im «Dehnen» bzw. im Aufgeben der Spannung geübt ist.

Aktive Dehnungen werden durch die Anspannung der Antagonisten hervorgerufen. In dieser Arbeitsweise wird z. B. die dorsal gelegene Muskulatur eines isometrisch angespannten Beines und einer Rumpfseite «gedehnt». Die Rumpfdehnung einer Seite wird über dynamische Kontraktion der Muskelgruppen auf der kontralateralen Seite hervorgerufen. Wird mit isometrisch gespanntem Arm eine Rumpfseite «gedehnt», sind die Streckermuskeln des Armes isometrisch gespannt, s. Kap. 12. Bei den *aktiven Dehnungen* ist der Muskeltonus in den Agonisten und den isometrisch gespannten Muskeln vorhanden, d. h. der Muskel reagiert auf die Dehnung mit einer Reflexanpassung über die Muskelspindel. (Die Spindelrezeptoren werden durch Zug in der Längsrichtung des Muskels erregt. Bei diesen Fühlorganen in der Skelettmuskulatur handelt es sich um sog. proportional-differential (PD) empfindliche Fühler, die die Geschwindigkeit der Längenänderung und die Längenänderung messen.) Bei einer schnellen Dehnung reagiert der Muskel schnell mit Kontraktion, bei einer langsamen Dehnung mit geringerer und langsamerer Kontraktion. Die Empfindlichkeit des PD Rezeptors ist bei den langsamen Dehnungen auf ein niedrigeres Niveau verstellt, d. h. der Muskel sendet weniger Impulse an die motorische Vorderhornzelle des Rückenmarks oder im Tractus spino-cerebellaris nach central zum Gehirn. – Nun läßt sich die Wirkung lang anhaltender Muskeldehnungen nicht nur über die Aktivität der Muskelspindel, d. h. über den Reflex erklären bzw. deuten. Die Muskelspindel sendet – wie oben erwähnt – Impulse während der Dehnung nach central und die Dehnung wird über das Kleinhirn mit der Meldung zur Großhirnrinde bewußt. Wenn nun die Dehnung anhält, kommen von central Hemmungen auf die Muskelspindelaktivität, die nachläßt, d. h. das Wahrnehmen der aktiven Dehnung versetzt den Menschen in die Lage diesen Hemmungsmechanismus zu beeinflussen (RUMBERGER 1970, 1984).

Wie die praktische Erfahrung zeigt, kann der Übende sich «wahrnehmend» auf das Verlängern der Körperabschnitte einstellen. Das wird ihm besonders gut gelingen, wenn er im Aufgeben der Muskelspannung geübt ist. Der Anfänger, der im Entspannen nicht geübt ist, wird diese – wahrzunehmenden Dehneffekte (s. unten) – nicht haben.

Nach den Dehnungen beobachten wir verschiedene Phänomene, die beim aktiven Dehnen noch durch die – der isometrischen Kontraktion folgenden Entspannung (sog. postisometrische Relaxation) – verstärkt wird:

Geänderte Lage von Gliedmaßen bzw. von Körperabschnitten im Seitenvergleich:

- Eine vor der Behandlung hochstehende Schulter, die nach der Behandlung tiefer liegt,
- Ein vor der Behandlung extrem außen – oder innenrotiertes Bein, das nach der Behandlung der Mittelstellung angenähert ist,
- Ein vor der Behandlung sohlenwärts abgesunkener Fuß, der nach der Behandlung aufgerichtet steht.

Reliefveränderungen der Muskulatur des behandelten Körperabschnitts im Seitenvergleich:

- Beim Bein eine Abflachung des Oberschenkelreliefs, ausgestrichene (gestreckte) Leiste, abgesunkene Kniekehle, längeres Bein. Diese Phänomene werden sowohl vom Patienten empfunden, als auch vom Behandler beobachtet, d. h. sichtbar.
- Die Reliefveränderung kann sich aber auch im umgekehrten Sinne zeigen, z. B. kann ein vorher abgeflachter Schultermuskel (M. pectoralis) nachher deutlichere Konturen zeigen.

Manuell tastbare Unterschiede der Muskelspannung:

- Der Behandler tastet, daß die behandelten Muskelgruppen weicher sind.

6. Irritierende Reaktionen, die anfangs auftreten können

Wir beobachten:

– Anfänglich auftretende Schläfrigkeit und nachlassende Konzentration während der Behandlung, besonders bei abgespannten und erschöpften Gesunden wie Kranken. Das sind Reaktionen, die mit fortlaufender Behandlung verschwinden können. Später tritt ja nach dem Üben Frische und erhöhte Leistungsfähigkeit ein.
– Anfängliche (initiale) Unruhe oder Unbehagen, besonders bei sehr aktiven Patienten, verliert sich bei geduldigem Üben im Laufe der Behandlung.
– Bei Überdosierung, d. h. zu langem Üben, können Zeichen einer zu starken trophotropen (parasympathischen) Reaktion auftreten, wenn die Patienten und auch der «Gesunde» aber «vegetativ sehr Störbare» Übelkeit, Schwindel (bei orthostatischer Belastung) angeben.
  Eine gegenregulatorisch einsetzende ergotrope (sympathikotone) Reaktion kann sich in Herzklopfen, Bewegungsunruhe, evtl. Zittern, erhöhtem Ruhepuls zeigen. Diese Reaktionen muß der Behandler beachten und die Dosierung ändern.
– Bei geringer Dehnfähigkeit kann z. B. im Arm Kribbeln, Taubheitsempfindungen (Einschlafen der Hand) hervorgerufen werden. Bei älteren Patienten können Reizerscheinungen in arthrotischen Gelenken auftreten. Auch bei diesen Irritationen empfiehlt es sich, den Übenden noch besser in seiner Wahrnehmung zu schulen, damit er konzentrierter die «Dehnung» durchführt.

7. Neutrale Einstellung zum Körper und zur chronischen Krankheit

Ein wesentlicher Effekt, der mit der Lösungstherapie erreicht wird, und der sich auf die Person des Patienten bezieht, ist eine «objektivierende» Einstellung zum Körper und zu einem chronischen Leiden. Der Kranke muß lernen, seinen Körper mit dessen evtl. Leistungsminderung anzunehmen und sich kritisch wahrnehmend betrachten. Auf keinen Fall darf eine ängstliche «hypochondrische» Beobachtung eintreten; im Gegenteil, die Erfahrung lehrt, daß hypochondrische

Tendenzen bei Patienten durch die bessere Beziehung zu sich und ihrem Körper abgebaut werden.

Abschließend ist zu resumieren, daß die geschilderten positiven Reaktionen bei den – in der Lösungstherapie – erfahrenen Personen schneller und intensiver eintreten, weil sie auf die Reaktionen vorbereitet sind. Es haben sich bedingte Reflexe gebildet. – Anfänglich auftretende ungünstige Reaktionen ändern sich im Laufe der Behandlungen in zunehmende Frische, größere Wahrnehmungsfähigkeit für alle aus dem Körper und der Umgebung auf das Bewußtsein treffende Reize und in leichteres Bewegen (auch Atembewegen).

Beim Geübten tritt durch Lösen eine verbesserte Leistungsfähigkeit ein, die er lässig erfährt und in der er gelassen handelt.

V. Begegnung Patient/Krankengymnast in der Lösungstherapie (Suggestivanteil)

M. Schweizer

1. Einleitung

In jeder Therapie ist für eine erfolgreiche Behandlung von wesentlicher Bedeutung, in welcher Weise sich die Begegnung, d. h. die zwischenmenschliche Beziehung zwischen Patient und Therapeut gestaltet. Das gilt in ganz besonderem Maße für die Lösungstherapie, denn in dieser Therapieform wird sowohl in der Einzel- wie auch in der Gruppenbehandlung immer der ganze Mensch in seiner Körperwahrnehmungsfähigkeit angesprochen, mit dem Ziel das eigene Körperbild mit seinen Körperräumen und in seiner Atemform spürend zu empfinden und zu erkennen. Dies kann, besonders bei Anfängern, eine völlig neue Körpererfahrung sein, die sich über die Behandlung mit der Lösungstherapie, durch das Arbeiten am Körperzustand dann aber zu einer verändernden und vertiefenden Körperwahrnehmung entwickelt.

Obwohl oftmals in der Behandlung auf Grund einer besonderen Symptomatik gewisse Körperbereiche im Vordergrund stehen können, wird letztlich immer der ganze Mensch in seiner physisch-psychischen Gesamtheit angesprochen, und der Patient wird immer angeleitet, jede neu erworbene Veränderung in einem bestimmten Körperabschnitt in das Gesamtbild seines Körpers einzuordnen.

Ein derart tiefgreifendes und intimes Körpergeschehen ist nur bei einer Vertrauensbasis zwischen Patient und Behandler zu entwickeln. Eine Therapieform, wo das tastende Wahrnehmen als roter Faden den gesamten Behandlungsablauf begleitet, wo also ständig spürsame Aufmerksamkeit vom Patienten erwartet wird, ist wache Aufnahmebereitschaft beim Patienten Voraussetzung. Diese Aufnahmebereitschaft, die sicher bei manchen Patienten gegeben ist, bei vielen aber erst geweckt und entwickelt werden muß, kann nur in einer positiven affektiven Beziehungsresonanz zwischen Patient und Therapeut wachsen und bestehen bleiben.

Diese Behandlungsbasis muß durch den Behandler aufgebaut werden, und in seiner persönlichen Zuwendung im Umgang mit dem Patienten deutlich werden, gleichzeitig aber auch in der Art und Weise der Vermittlung der Behandlungsschritte, in der verbalen Ausdrucksweise, mit den taktilen Hilfen und seinem emotionalen Engagement glaubwürdige Führung und damit Indentifikation mit der Lösungstherapie darstellen. Zwei Dinge scheinen uns dabei von besonderer Bedeutung. Zum einen eine Behandlungsatmosphäre zu schaffen, wo gesammelte Aufmerksamkeit von Therapeut und Patient die Behandlung begleiten und somit Wahrnehmungsfähigkeit ermöglichen. Zum anderen aber auch das Wissen, daß für die Förderung zum Lösen und zur Schulung der Wahrnehmungsfähigkeit immer auch suggestive Anteile, ebenso wie bei anderen Behandlungsformen, als unterstützende Faktoren für eine erfolgreiche Behandlung mittragend sind.

Hierbei bereitet es allerdings im allgemeinen etwas Schwierigkeiten, den Suggestiv-Anteil in der rechten Weise einzuordnen. Bei flüchtiger Betrachtung hat der Ausdruck «suggestiv» für uns leicht einen negativen Anklang, verbunden mit der Vorstellung von manipulierenden Denkweisen, die ein ahnungsloses Subjekt beeinflussen. Diese Deutung ist über viele Jahre aus verschiedensten Berichten über Heilpraktiken, Sekten, Verkaufswerbung oder auch politischen Interessen in uns gewachsen und läßt uns leicht übersehen, daß *Suggestion* in seiner Ursprünglichkeit ein wertfreier Begriff ist und nur eine Beziehungsresonanz zwischen Menschen ausdrückt, d. h. eine Basis für eine geöffnete Bereitschaft im gegenseitigen Aufnehmen schafft.

Unter Suggestion versteht man die Beinflussung eines anderen Menschen unter weitgehender Umgehung der rationalen Persönlichkeitsbereiche, also in Form affektiver Resonanz auf dem Boden eines zwischenmenschlichen Grundvollzuges. Die Grundtatsache des menschlichen Wir ist die Voraussetzung, daß so etwas wie Suggestion vorkommt. Es handelt sich um die Resonanz zwischen Personen die in einer zwischenmenschlichen Verbundenheit stehen. Zwischen zwei Personen vollzieht sich aber hierbei nicht eine gradlinige Kraftwirkung mit Übergewicht einer Seite. Es handelt sich vielmehr um eine doppelseitige Resonanz, um ein gegenseitiges Widertönen, wobei weniger Worte – und schon kaum ihr rationaler Gehalt – als motorische Ausdrucksmittel und Gesten wirken. Der Suggerierte kann die Suggestion unterbrechen, bleibt er in ihr, beeinflußt er den Suggerierenden zurück, löst in ihm autosuggestive Vorgänge aus. Umgekehrt erreicht dieser nur Erfolg, wenn er auch Autosuggestion im Suggerierten in Gang bringt. Eine Trennung von Suggestion und Autosuggestion ist also unmöglich. (Zitate verschiedener Autoren in B. Stockvis und E. Wiesenhüter «Der Mensch in der Entspannung» 1963).

In dem Artikel «Grundsätzliches zur Begegnungsstruktur Behandler – Patient» stellt SPAZIER (1970) heraus, daß der Suggestiv-Faktor im Bereich der physikalischen Therapie, insbesondere in der Atem- und Entspannungstherapie ausdrücklich positiv bewertet wird und bewußt in Rechnung gestellt wird. Nicht nur in der psychotherapeutischen Behandlung sondern auch in der Somato-Therapie kommt es zu einer Übertragungssituation, d. h. es wird immer zwischen Behandler und Patient auch eine nicht direkt auf die Krankheit gerichtete Beziehung als beidseitiges, teilnehmendes Interesse bestehen. Diese affektive Interaktion, die eine Übertragungssituation begründet, tritt in dem Maße stärker auf, als suggestive Momente in der Begegnung eine Rolle spielen.

Nach STOCKVIS/WIESENHÜTER (1963) enthalten alle gymnastischen Verfahren, die den Übenden aktivieren, d. h. zur Selbsttätigkeit anregen, suggestive und autosuggestive Momente. Das bedeutet für die Behandlungssituation, «die vom Patienten selbst intendierten Bewegungsabläufe werden durch die vom Behandler suggerierten Bilder, Vorstellungen bzw. Projektionen gefördert, d. h. der Bewegungsablauf hat in der Vorstellung des Übenden schon stattgefunden, weil der Lehrer in bildhafter Ausdrucksweise Bewegungen auslöst und korrigiert.» SPAZIER (1970) ergänzt hierzu, «aber auch die physiologische Arbeitseinstellung des Organismus in bezug auf Muskeltonus, Atmung und Kreislauf enthält in der Projektion, d. h. der Entworfenheit auf Leistung bzw. Handlung einen autosuggestiven Vorgang (Vorgriff auf Leistung)».

Diese medizinischen Erfahrungsberichte lassen deutlich erkennen, in welchem Maße die Beziehungsresonanz Patient/Therapeut in der Behandlung eine Rolle spielt, und wie suggestive Faktoren eine Behandlung begleiten und unterstützen.

An nachfolgenden Behandlungsbeispielen aus der Lösungstherapie sei versucht, den Stellenwert der Begegnung Patient/Therapeut und die suggestive Beteiligung herauszustellen.

2. Gruppenbehandlung in neun Behandlungsfolgen
(Allgemeine Tastarbeit und Dehnlagen)

Bei dem gegebenen Beispiel möchten wir davon ausgehen, daß die Gruppenteilnehmer zum erstenmal zu einer Gruppenbehandlung der Lösungstherapie kommen, und ihre Körperwahrnehmungsfähigkeit wahrscheinlich noch nicht sehr entwickelt ist.

Die Teilnehmer kommen mit unterschiedlicher Erwartungshaltung, selbstbewußt oder unsicher, gelassen oder unruhig, oder auch einfach neugierig zur ersten Übungsstunde. Einige haben vielleicht schon eine persönliche Vorerfahrung durch ähnliche Körperarbeit, andere haben gewisse Vorstellungen durch Mitteilungen von anderen oder durch Eigeninformation in Form von Büchern, Filmen oder sonstigen Veröffentlichungen. Die meisten sind wohl ganz ohne jede Vorkenntnisse, sozusagen unbefangen, aber auch hier wird bei den Teilnehmern ein inneres Bild vorhanden sein, in Form einer Erwartung oder einer Ahnung, was auf sie zukommen könnte.

Als Behandler besteht unsere erste Aufgabe nun darin, diese verschiedenartige Spannung und Erwartung des Kreises durch einen freundlichen und natürlichen Empfang aufzufangen, durch ungezwungenen Wortwechsel ersten Kontakt aufzunehmen und ein wenig Zeit zu lassen, sich untereinander bekannt zu machen. Nach einigen kurzen Einführungshinweisen über die Arbeitsweise und Zielsetzung, fordern wir dann die Teilnehmer auf, sich auf ihre Matte am Boden hinzulegen. Wir lassen der Gruppe ein wenig Zeit, ihre eigene Ruhelage zu finden, ehe wir mit unseren ersten Fragen zum wahrnehmenden Tasten beginnen können.

Jetzt liegt es an uns, als Behandler, uns soweit sammeln zu können, daß wir mit ruhiger Stimme mit den ersten Anleitungen beginnen können. Trotz Erfahrung und Berufssicherheit ist hier zunächst immer wieder ein eigenes kleines Distanzempfinden zu überwinden, das mit der unterschwelligen Spannung verbunden ist, ob es gelingen kann, Zugang zu der Gruppe zu finden, und ob unser Einfühlungsvermögen ausreichen wird, die vertrauensvolle Aufnahmebereitschaft der Teilnehmer bewirken zu können. Wir fragen uns, wie weit es bei diesem ersten Einstieg schon notwendig ist, eine erste unbewußte Resonanz von der Erwartungshaltung der Gruppe zurückzubekommen, um in Sicherheit einsetzen und fortfahren zu können.

ERSTE BEHANDLUNGSFOLGE
Allgemeine Tastarbeit in Rückenlage mit gestreckten Beinen

Unsere Anleitungsschritte sind etwa folgendermaßen:
- Wie kann ich mich mit meinem ganzen Körper auf der Matte niederlassen?
- Wie fühle ich mich vom Boden aufgenommen?
- Wie kann ich in meine eigene maßgeschneiderte «Körperschale» hineinsinken, die von meinen Fersen bis zu meinem Hinterhaupt reicht?
- Kann ich das Bild der «Körperschale» für mich annehmen, ist mir das eine angenehme Vorstellung?

Versuchen Sie nun den untersten Bereich Ihrer Wirbelsäule, das Steißbein, zu erspüren.
- Wie fühle ich mich dort in der Auflage zum Boden?
- Wenn ich auf der Wirbelsäule etwas weiter aufwärts spüre, wie fühle ich dann die Auflagefläche von meinem Kreuzbein, dem Verbindungsstück zwischen meinen beiden Beckenseiten?
- Wie ist es dann noch weiter aufwärts an meiner Lendenwirbelsäule?
- Wieviel Raum ist von der Lendenwirbelsäule bis zum Boden, könnte ich trotz des Zwischenraumes ein Sinken bodenwärts empfinden?

Spüren Sie dann noch einmal einen Schritt abwärts zum Kreuzbein zurück und schauen von dort zu beiden Seiten Ihrer Beckenhälften hin.
- Wieviel Auflagefläche spüre ich in der Breite meines Beckens, wieviel in der Höhe?
- Könnte ich mein Becken als Schale empfinden mit dem Kreuzbein als Boden in der Mitte, die sich sinkend auf der Unterlage niederläßt?

Spüren Sie vom Becken ausgehend nun langsam an Ihren Beinen abwärts zu den Fersen und weiter bis zu den Zehenspitzen.
- Wie geben sich meine Beine an den Boden ab, wo sind Berührungspunkte, wo Seitenunterschiede?
- Wie werden die Beine vom Becken her losgelassen?

Spüren Sie jetzt zu Ihrem Schultergürtel hin.
- Wie breit liege ich dort auf?
- Wie können sich meine Schultern an den Boden abgeben, wieviel Raum ist von den Schultern bis zur Unterlage, und kann ich trotz des Zwischenraumes meine Schultern sinkend empfinden?

Spüren Sie von den Schultern aus nun an den Armen entlang abwärts bis zu den Händen.
- Wo sind Berührungspunkte, wo Seitenunterschiede?
- Wie werden die Arme von den Schultern her losgelassen/sind sie festgehalten, hereingezogen in die Schultern, oder haben sie Freiraum?
- Wie empfinde ich die Auflage meines Hinterkopfes, in der Breite, in der Höhe?
- Könnte ich auch hier die Auflagefläche schalenförmig wie beim Becken empfinden?
- Kann ich meine «Hinterhauptsschale» als natürliche Verlängerung zu meiner Wirbelsäule empfinden?
- Wie ist es mit meinen Gesichtszügen/sind sie entspannt und gelöst oder eher angespannt/was finde ich vor?

Fragen Sie jetzt einmal nach den Öffnungen Ihres Körpers.
- Wie ist es an der oberen Körperöffnung, am Mund im Schlundbereich, bin ich da geöffnet oder eng und geschlossen?
- Wie ist es mit den unteren Körperöffnungen, am Beckenboden, im Schließmuskelgebiet, bin ich dort locker oder angespannt?

Versuchen Sie jetzt Ihre Atmung zu spüren.
- Ist die Atmung ruhig oder eher noch unruhig?
- Wo spüre ich etwas von der Atembewegung, wo wird meine Körperhülle durch die Atmung bewegt?
- Was spüre ich vorne an der Bauchwand an Bewegung, in welcher Höhe spüre ich eine deutliche Bewegung, wo ist die Bewegung nur noch eben angedeutet spürbar?
- Wieviel Bewegung spüre ich an den Seitenwänden meines Bauches?
- Könnte ich empfinden, daß diese Bewegung von innen her, vom Bauchraum her ausgelöst wird?
- Wieviel Raum kann ich durch die Atembewegung in mir spüren?
- Kann ich dieser Atembewegung ein wenig zuschauen, ohne mich einzumischen?
- Kann ich spüren, wann das natürliche Ende meiner Ausatmung ist, ohne daß ich etwas abkürze oder verlängere?

Nach dieser ersten Behandlungsfolge wären die Teilnehmer zu dehnenden Bewegungen am Boden von den Armen und Beinen her zu ermuntern. Ein Gespräch über das Gespürte sollte geführt werden, um das empfundene Körpergefühl zu verdeutlichen und im gegenseitigen Austausch mit anderen Gruppenteilnehmern evtl. auch andersartige Körperempfindungen kennenzulernen.

ZWEITE BEHANDLUNGSFOLGE

Allgemeine Tastarbeit in der Bauchlage

Unsere Anleitungsschritte sind etwa folgendermaßen:
– Wie kann ich mich in der Bauchlage an den Boden abgeben und niederlassen?
– Wie fühle ich mich vom Boden aufgenommen?
– Spüre ich mich im Gesäß- und Beckenbodenbereich angespannt oder gelöst? (Zur Kontrastempfindung und deutlicheren Wahrnehmung bewußt ein paarmal Anspannung und Lösen im Wechsel).
– Wie reagieren meine Beine auf das Anspannen und Loslassen von Beckenboden-Gesäßmuskeln?
– In welche Rotationsrichtung möchten die Beine beim Lösen der Beckenboden-Gesäßmuskulatur sinken?
– Was spüre ich jetzt in der Bauchlage von meiner Atembewegung?
– Kann ich an meiner Rückenwand eine Bewegung spüren/ist die Bewegung sehr klein oder deutlich wahrnehmbar?
– In welcher Höhe meiner Rückenwand spüre ich diese Bewegung, etwa in Höhe der Lendenwirbelsäule, weiter oben oder mehr unten?
– Könnte ich auch hier, wie vorher an der Bauchwand empfinden, daß die Atembewegung von innen her vom Becken-Bauchraum her ausgelöst wird? (Zur Verdeutlichung würden wir jetzt die unter II. 3.1 bei Allgemeiner Tastarbeit (S. 26) angeführte Atemübung auf zwei Intervalle ausführen lassen).
– Wieviel Raum spüre ich zwischen meiner Rücken- und Bauchwand durch meine Atembewegung?

DRITTE BEHANDLUNGSFOLGE

Nachspüren in Rückenlage

– Frage nach Niederlassen.
– Frage nach Atembewegung.
– Vergleich mit anfänglicher Rückenlage.

Die Skizzierung unserer vorgegebenen Anleitungsschritte machte gewisse Schwierigkeiten. Es ist ungewöhnlich, fast gegensinnig, Hinweise, die die

Wahrnehmungsebene ansprechen sollen, schriftlich festzuhalten. Beim Durchlesen der Anleitungsschritte wurde mir bewußt, daß das Niedergeschriebene und die angegebenen Bilder, wenn sie beim Lesen nicht mit spürender Wahrnehmung verbunden werden, nichtssagend wirken. Es ist eine Aneinanderreihung von Wortformulierungen, die nur wenig davon wiedergeben können, was wir vermitteln möchten. Das Wesentliche ist unausgesprochen und liegt dazwischen. Es ist die Art und Weise, wie gesammelt und glaubhaft wir unsere Anleitungen darstellen können, wie wir die Stimme modulieren, wie laut oder wie leise wir sprechen, wie lang oder wie nachklingend die Pausen sind, und wie weit sie sich für die Gruppe und für uns mit spürender Aufmerksamkeit füllen können.

Wann unsere suggestive Stimulierung bei der Gruppe in eine autosuggestive Übertragung umschlägt, ist letztlich kaum faßbar. Das soll nun aber nicht heißen, daß unsere Anweisungen nicht strukturiert und zielgerichtet sein können. Wir möchten bei den Teilnehmern eine Eingrenzung des Bewußtseins erreichen, um ihre Wahrnehmung auf ihren Körperzustand und ihre Atembewegung zu konzentrieren. Durch die Wortwahl möchten wir die Lernschritte stufenweise und folgerichtig aufbauen und durch Wiederholung vertiefen. Durch eine ruhige, ausgeglichene Sprechweise möchten wir die Spürfähigkeit der Gruppenteilnehmer auf ihren eigenen Körper konzentrieren und ihnen helfen, selbst ruhig zu werden und die angesprochenen Körperabschnitte und die Atembewegung betrachtend wahrzunehmen. Mit den bewußt in der Ich-Form gehaltenen Fragen möchten wir von Anfang an die Bereitschaft zur Selbsttätigkeit in der Gruppe anregen und die Konzentration auf Selbstsuggestion lenken, um ein passives Befolgen mit der Gefahr des Abhängig-Werdens von vornherein zu vermeiden. Das ist gleichzeitig auch Voraussetzung, um das notwendige und gewünschte selbständige Weiterüben zu Hause zu erreichen. Nur wenn wir eine autosuggestive Bereitschaft zur Hinwendung nach innen bewirken konnten, wird eine Wiedererinnerung möglich sein, so daß eine eigenständige Wiederholung zu erwarten ist. Eine einzige Übungsstunde könnte dafür nie ausreichen. Das Ziel selbst kann vom Therapeuten aber nur angedeutet werden. Für die Patienten kann das Ziel erst Form annehmen durch ihre eigene Wahrnehmung und körperlichen Gefühlseindrücke, die eine autosuggestive Vorstellung in ihnen wecken.

Diese Empfindungsebene anzusprechen, erscheint uns der verstärkende Punkt für eine Suggestiv-Wirkung zu sein. Um dieses subjektive Erlebnis auslösen zu wollen, muß der Behandler aber selbst die Bereitschaft zum Wahrnehmen bzw. Spüren haben, um eine Voraussetzung für eine Übertragung auf dieser Ebene zu schaffen. Je glaubhafter und spürsamer wir unsere Anleitungsschritte mit eigenem Empfindungsvermögen ausdrücken und durch bildhafte Sprache veranschaulichen können, desto eher wird auch die wahrnehmende Antwort vom Patienten zurückkommen. Dieses körpergefühlsbetonte Engagement können wir als Behandler nur im echten Sinne darstellen, wenn eine auf Erfahrung beruhende Identifikation mit der Lösungstherapie vorhanden ist. Nur was spürend selbst vom Behandler erlebt und im Augenblick der Vermittlung auch glaubhaft ausgedrückt werden kann, wird beim Patienten eine Bereitschaft zum Aufnehmen haben und damit autosuggestive Öffnung ermöglichen.

In der Gruppenbehandlung wird das gemeinsame Erleben diese suggestive Resonanz noch verstärken und als unausgesprochene gegenseitige Korrespondenz die Konzentration auf das Wahrnehmen noch vertiefen.

VIERTE BEHANDLUNGSFOLGE

Beckenschaukel (Dehnlage) (s. Abb. 27)

Unsere Anleitungsschritte sind etwa folgendermaßen:
- Rückenlage beide Beine anstellen und nacheinander Richtung Bauch anziehen, Kniehaltung gelöst und geöffnet, stützen der Beine seitlich an beiden Oberschenkeln mit den Händen, ohne den Schultergürtel anzuspannen und den Kopf abzuheben.
- In dieser Dehnlage kleine schaukelnde Bewegungen mit den Knien ausführen, zunächst nur kopfwärts und fußwärts mit wenig Bewegungsausmaß und dabei die Auflagefläche von Becken-Kreuzbein-Lendenwirbelbereich wahrnehmend auf dem Boden spüren.
- Später die wiegenden Bewegungen auch seitwärts über die Ilio-Sacralgelenke hinweg durchführen lassen,
- danach zu kreisenden langsamen Bewegungen verbinden, dabei alles behutsam und spürsam ausführen, um möglichst viel von der Rückenauflage zu spüren (sozusagen in mm-Arbeit).
- Hinweis auf besonders weiches Weitermachen bei Angabe von Spannungen oder Schmerzen mit der inneren Einstimmung auf glättende Eigenmassage der empfindlichen Bereiche durch das aufmerksame und feine Bewegungsspiel.
- Übungsdauer möglichst solange fortsetzen bis die aufliegenden Rückenbereiche klarer und vielleicht auch etwas nachgiebiger empfunden werden, wodurch der Bewegungsausschlag ganz von selbst etwas größer und weicher wird.

- Nach einer Zeit der Einspielung die Bewegung wie bei Beginn nur auf- und abwärts wiederholen lassen.
- Vergleich mit dem anfänglichen Bewegungsempfinden an der Rückenauflagefläche.
- Die Aufmerksamkeit zusätzlich auf die Atembewegung lenken und erspüren lassen, bei welcher Bewegungsrichtung die Ein- bzw. Ausatemphase empfunden wird.
- Die Dehnlage durch weiches Aufsetzen der Füße beenden, und die Beine nacheinander in die Streckung gleiten lassen, ohne daß die Aufmerksamkeit für die geübten Rückenbereiche verloren gehen.

FÜNFTE BEHANDLUNGSFOLGE

Nachspüren in Rückenlage mit gestreckten Beinen

- Frage nach Niederlassen, insbesondere Becken-Kreuzbein-Lendenwirbelsäulen-Bereich.
- Frage nach Atembewegung.
- Vergleich mit Anfangssituation.

SECHSTE BEHANDLUNGSFOLGE

Nachspüren in Bauchlage

- Frage besonders nach Atembewegung im dorsalen Bereich

SIEBENTE BEHANDLUNGSFOLGE

Päckchen (Dehnlage) (s. Abb. 31)

- Den Teilnehmern Zeit lassen in die Dehnlage hineinzufinden.
- Wie kann das Becken Richtung Fersen sinken,
- wie können die Schultern bodenwärts sinken,
- wie kann sich der Kopf ablegen?
- Spüre ich an meiner Rückenwand noch Bewegung durch meine Atmung?
- Durch Handauflage oder ggf. durch Anwendung einiger Hilfsgriffe, wie Packegriffe, Anhakstriche können zusätzliche Hilfen zur Erleichterung für das Lösen gegeben werden.
    Es liegt uns daran, die Gruppe eine Weile in dieser Dehnlage verharren zu

lassen, um eine Kyphosierung der Lendenwirbelsäule und Dehnung der Rückenstrecker zu erreichen.

Aus biomechanischer Sicht besteht in der Päckchenstellung eine Behinderung der abdominalen Atembewegung nach ventral und dorsal, da die Bauchblase von ventral durch Annäherung von Rippen und Becken komprimiert wird, und von dorsal eine Einschränkung durch die passive Spannung der autochtonen Muskulatur besteht. Es ist in dieser Dehnlage nur dadurch Erleichterung zu erlangen, daß die Spannung der autochtonen Muskulatur nachgibt, so daß eine dorsale Atembewegung möglich wird.

Die Gruppe wird in dieser ungewohnten, anstrengenden Dehnstellung nur länger dauernd bleiben können, wenn wir ihre Aufmerksamkeit auf ihren festgehaltenen, evtl. auch schmerzhaften Rückenbereich lenken und ihnen zusprechen, durch ihre eigene Hinwendung diesen Körperbereich im Sinne des Loslassens zu stimulieren, immer wieder verbunden mit der Frage nach einer gespürten Bewegung durch die Atmung in diesem Bereich.

ACHTE BEHANDLUNGSFOLGE

Nachspüren in Bauchlage

– Frage nach Niederlassen.
– Frage nach Atembewegung an der Rückenwand.
– Frage nach unteren Basisraum.
– Vergleich mit anfänglicher Bauchlage.

NEUNTE BEHANDLUNGSFOLGE

Nachspüren in Rückenlage

– Frage nach Niederlassen, insbesondere im Becken-Kreuzbein-Lendenwirbelsäulen-Bereich.
– Frage nach Atembewegung.
– Frage nach unterem Basisraum.
– Vergleich des Körperbildes mit der Anfangssituation.

Der Abschluß der Übungsfolgen wird durch dehnende, weiche Bewegungen von Armen und Beinen eingeleitet, verbunden mit der Aufmunterung zum Gähnen. Dabei ist es sinnvoll, durch Zungenübungen (s. II. 15 S. 111/112) Hilfen zum

Auslösen des Gähnens anzubieten, da anfangs das spontane Einsetzen von Gähnen noch zurückhaltend oder auch gehemmt ist.

Die erste Gruppenarbeit könnte so zunächst beendet werden, ggf. aber auch durch eine weitere Dehnlage oder Dreh-Dehnlage, bzw. aktiver Dehnübung oder auch durch eine Selbstbehandlung mit Packe/Hängegriffen, Anhakstrichen ergänzt werden.

In den vorliegenden 9 Behandlungsfolgen einer Gruppentherapie war unser Anliegen die Wahrnehmungsfähigkeit der Patienten ganz allgemein zu schulen, und insbesondere die Wahrnehmung für die lumbo-dorsalen Körperregionen zu wecken und zu vertiefen, vielleicht auch zu verändern, um dadurch ersten Zugang zum unteren Basisraum zu finden.

Die erste Hinwendung zum Rückenbereich wurde im wahrnehmenden Niederlassen in der Rückenlage eingeleitet. In der nachfolgenden Bauchlage verstärkte sich die Empfindung für diesen Bereich durch die dort spürbare Atembewegung nach dorsal.

In der Dehnlage Beckenschaukel war vorderstes Anliegen wiederum spürsames Wahrnehmen der lumbo-dorsalen Auflagefläche durch die Druckempfindung am Boden. Das feine Bewegungsspiel sollte ein klareres und weicheres Empfinden und Nachgeben in diesem Bereich bewirken, um eine auf Spannung oder Schmerz fixierte Einstellung in ein neutrales, sensibles Wahrnehmen umzuwandeln, um dadurch als erstes therapeutisches Ziel einen Ansatzpunkt für das Loslassen zu finden.

In der nachfolgenden Rückenlage wurde dann ein besseres Sinkenlassen mit veränderter Auflagefläche im Becken-Kreuzbein-Lendenwirbelsäulen-Bereich spürbar, verbunden mit größerer Atembewegung in der unteren Basis, wobei die Bewegungsrichtung der Atmung nach dorsal besonders in der nachfolgenden Bauchlage deutlich wurde.

Das Päckchen als Dehnlage konnte für einige Teilnehmer schon eine ziemliche Anforderung bedeuten. Gemeinsame Aufmerksamkeit von Behandler und Patient ist die Vorbedingung für ein Durchhalten über gewisse Zeit, wobei die einfühlende und sichere Führung des Behandlers für die zumutbare Belastungsdauer für die Gruppe deutlich werden muß. Die Vermittlung des Behandlers muß überzeugende, selbsterfahrende Zielvorstellung ausdrücken, um eine heterosuggestive Wirkung auf die Gruppe haben zu können, d. h. die Sinnhaftigkeit der Behandlung muß einsichtig werden, um sich vertrauensvoll überlassen zu können und autosuggestive Bereitschaft freizusetzen.

In der nachfolgenden Bauchlage wird im Vergleich zu der vor der Päckchenstellung geübten Bauchlage deutlich spürbar, wie sich die Rückenwand durch die vergrößerte Atembewegung in diesem Raum positiv verändert hat.

Mit dem neuen Körperbewußtsein wandelt sich die durch den Behandler bewirkte Heterosuggestion für die Gruppenteilnehmer zu einer Eigenerfahrung und wirkt als Autosuggestion weiter. In der abschließenden Rückenlage wird im Vergleich zur Anfangssituation die Wirkung für das veränderte Körperbild noch vertieft, verbunden mit deutlicher Wahrnehmung der Atembewegung im unteren Basisraum.

Die angeführten Behandlungsfolgen können nur den äußeren Rahmen und den Aufbau der Übungsschritte für eine mögliche Gruppenarbeit aufzeigen. Das erwartete Ziel einer Gruppenarbeit in der Lösungstherapie im Sinne einer vertieften und verändernden Wahrnehmung des Körperbildes wird aber nicht nur von den Anleitungen abhängen, die wir den Teilnehmern vermitteln, sondern die ganze Behandlungsatmosphäre, alles was emotional und nonverbal zwischen der Gruppe und dem Behandler abläuft, ist ebenso Bestandteil der Behandlung und kann in seiner Wirksamkeit für eine aufmerksame und suggestive Aufnahme u. U. an vorderster Stelle stehen.

3. Aspekte der Patient/Therapeuten Beziehung in der Einzelbehandlung

In der Einzelbehandlung ist die Patienten/Therapeuten Begegnung von fast noch stärkerer Bedeutung, und eine vertrauensvolle Partnerbeziehung ist unabdingbare Voraussetzung für einen wirkungsvollen Behandlungsverlauf. Vorderstes Anliegen des Behandlers sollte sein, den Patienten mit einer wohlwollenden Zuwendung in seiner ganzen Persönlichkeit anzunehmen, und ihm das Gefühl zu geben, daß man für den Zeitraum der Behandlung ganz für ihn da ist. Das fängt schon damit an, wie man ihn ansieht, mit welchem Interesse man zuhört, und in welcher Form die Schilderungen über seine Beschwerden und Schwierigkeiten aufgenommen und akzeptiert werden. Es braucht ein wenig Einfühlung und Erfahrung, diese Hinwendung zum Patienten in der rechten Weise einfließen zu lassen, denn so notwendig diese positive Anteilnahme auch ist, so darf sie andererseits aber auch die nötige Distanz nicht überschreiten. Der Patient darf sich nicht in einer unangenehmen Beobachtungssituation fühlen, die seinen persönlichen Freiraum einschränken, und ihn in einen angespannten Zustand bringen könnte. Der Patient sollte das Gefühl haben können, daß er gut aufgehoben ist, und daß ein ersthaftes Interesse an seiner Gesundung besteht. Dabei sollte unser Auftreten von selbstverständlicher Sicherheit sein, um eine Vertrauensbasis zu schaffen, in der sich vorhandene Ängste des Patienten abschwächen, und seine Bereitschaft stimuliert wird, zuzuhören, um unsere Behandlungsvorschläge entgegennehmen zu können.

Die Art und Weise wie wir mit dem Patienten umgehen, ist von entscheidender Bedeutung für seine Aufgeschlossenheit zur Mitarbeit und damit für den Erfolg der Behandlung. Hierfür ist wesentlich, daß in unserem Verhalten ungeteilte Aufmerksamkeit ausgedrückt wird. Aufmerksamkeit ist die innere Einstellung, die jeder erfolgreichen Behandlung zu Grunde liegt. Nur in dem Maße wie sich unsere Aufmerksamkeit auf den Patienten überträgt, können wir ein aufmerksames Mitgehen zurückerwarten. Um diese Aufmerksamkeit zu erreichen, ist es notwendig, daß weder ablenkende Gespräche noch gedankliches Abschwirren oder passives Zurückziehen des Patienten den Behandlungsablauf stören oder irritieren. Es liegt entscheidend am eigenen disziplinierten Verhalten, eine Sammlung des Patienten in dieser Weise vorzubereiten und zur gemeinsamen Grundstimmung wachsen zu lassen. Auf dem Boden dieser gemeinsamen Aufmerksamkeit entsteht eine Basis, von der aus unsere Therapieschritte beim Patienten Aufnahmebereitschaft finden, und wir wiederum eine spürsame Antwort vom Patienten empfangen können. In diesem gegenseitigen Einvernehmen und wechselnder unausgesprochener Verständigung ist die Möglichkeit gegeben, die Therapie gemeinsam zu entwickeln und den Patienten als aktiven Partner für sein eigenes Anliegen bei der Sache zu haben.

Bei vielen Einzelbehandlungen in der Lösungstherapie ist zudem ein großes Vertrauen des Patienten notwendig, sich zu überlassen, so z. B. bei den Abhebeproben, bei der Kopfarbeit, bei allen Hängelagen vom Tisch, bei den Rollenlagerungen, bei passiven Dehnzügen, aber auch bei Anwendung von Hilfsgriffen im verspannten und schmerzhaften Gewebe.

Eine sichere und behutsame Führung des Behandlers ist die Grundlage für eine heterosuggestive Behandlungsebene, um eine autosuggestive Bereitschaft und Annahme des Patienten zu ermöglichen. Das setzt voraus, daß dem Patienten nicht zuviel zugemutet wird. Es dürfen nie Ängste entstehen. Wahrnehmungen des Körperbildes, besonders auch vertiefte oder veränderte Wahrnehmung kann nur langsam wachsen, weil sonst beim Patienten ein Fremdheitsempfinden entstehen kann, was ihn sofort wieder in die alten Körper- und Bewegungsmuster zurückdrängt, weil es der autosuggestiven Zustimmung des Patienten entbehrt und dadurch dem Behandlungserfolg entgegenwirkt.

Bei allen taktilen Berührungen des Patienten ist behutsames aber auch sicheres Anlegen oder Zufassen der Hände des Behandlers wesentlich, denn der Patient kann das sehr schwere «sich überlassen» nur lernen, wenn die Hände des Behandlers Sicherheit und angenehme Ausstrahlung vermitteln, gleichzeitig aber auch Freiraum gewähren, d. h. nicht einengen oder drücken. Auch bei Anwendung von Hängegriffen und Anhakstrichen sollte die Grenze des Erträglichen nicht überschritten werden, sonst antwortet der Patient mit Abwehrspannung und wirkt damit wiederum einer autosuggestiven Bereitschaft entgegen und verhindert die angestrebte Wirkung des Lösens.

4. Zusammenfassende Erfahrungen in der Begegnung Patient/Therapeut

Zusammenfassend soll mit diesen Ausführungen ausgesagt werden, daß für den Behandlungserfolg in der Lösungstherapie nicht nur die Auswahl der Techniken und der wohldosierte Aufbau der Behandlungsschritte entscheiden, sondern immer auch suggestive Anteile in der Vermittlung und Beziehungsresonanz zwischen Behandler und Patient eine wesentliche Rolle spielen.

Erste Voraussetzung für diese Wirksamkeit ist, daß der Behandler eine überzeugende Identifikation mit seinem Behandlungsangebot ausdrücken kann, und echtes emotionales Engagement in der Behandlung anklingt, um das gewünschte Echo, d. h. wache Aufnahmebereitschaft beim Patienten auszulösen. Als weitere Basis für die Förderung einer Suggestiv-Ebene erscheint uns die aufmerksame Hinwendung, mit der sich Behandler und Patient auf die Behandlung einstellen und konzentrieren. Hier wird an den Behandler eine hohe Anforderung gestellt, denn nur die Aufmerksamkeit, die wir als Therapeuten in unsere Behandlung hineinlegen, kann auch vom Patienten zurückerwartet werden. Die Aufmerksamkeit des Behandlers hat dabei eine Doppelwirksamkeit, da sie sowohl die Zuwendung zum Patienten als auch die Wertschätzung für seine Behandlung ausdrückt, und somit eine ausgesprochene Heterosuggestion für den Patienten darstellt. In der autosuggestiven Umsetzung wird der Patient bemüht sein, diese Aufmerksamkeit zu erwidern. Das wird sicherlich anfangs nur teilweise gelingen, aber mit der Zeit wird die gegenseitige Korrespondenz sich mehr und mehr zu gleichmäßigen Anteilen entwickeln und zur Gemeinsamkeit heranwachsen und dann auch für den Therapeuten eine Rückantwort bedeuten. Erst in dieser gesammelten zwischenmenschlichen Beziehung werden Therapieschritte zur gemeinsamen Kommunikation und effektiver Behandlungssituation.

Sicher werden wir als Behandler auch nicht immer dieses optimale Maß an

Aufmerksamkeit aufbieten können, denn auch unsere Kraft und psychische Motivation sind begrenzt. Es wird auch nicht jeder Patient in uns die Bereitschaft zu diesem absoluten und ungeteilten Engagement auslösen können, denn wir sind als Behandler in unserem Tun ja auch in erheblichem Maße von der Erwartungs- und Anspruchshaltung des Patienten abhängig. Hier wird deutlich, wie sehr beidseitige, wechselnde Gefühlsreaktionen den Behandlungsablauf beeinflussen und positiv oder negativ steuern können.

Berufserfahrung und Reifung des Behandlers sollten dazu beitragen, diese aufmerksame Vermittlung mehr und mehr zum inneren und sicheren Potential zu festigen. Wir sollten in unserem Bemühen nicht aufhören, uns in diesem Sinne zu vervollkommnen, womit wir ja letztendes auch unsere Hingabe und Liebe zum Beruf ausdrücken.

Nicht zuletzt ist der Suggestiv-Faktor aber auch von den emotionalen Schwingungen abhängig, die außerhalb der Behandlungssituation zwischen Behandler und Patient bestehen. Patienten, die uns gefühlsmäßig liegen und uns sympathisch sind, können wir natürlich viel eher suggestiv erreichen, als Patienten, die uns unsympathisch oder fremd in ihrer Gefühlsausstrahlung sind. Eine gefühlsmäßige Verständigung und Gleichstimmung ist immer eine wesentliche Erleichterung für eine gute Behandlungsbasis und beinhaltet von vornherein eine suggestive Grundtönung. Von diesen Patienten kommt uns eine geöffnete Bereitschaft entgegen, wodurch wir sie viel unmittelbarer erreichen können und intuitiv erfassen, wo der Ansatzpunkt für eine wirkungsvolle Behandlung liegt. Wir finden ohne Schwierigkeiten die richtige Tonart, mit diesen Patienten umzugehen und erhalten vom Patienten eine persönliche Bestätigung zurück, die es sehr viel einfacher macht, eine glaubhafte Behandlungsübertragung zu bewirken.

Patienten suchen sich ihre Therapeuten aus, aber Therapeuten suchen sich umgekehrt auch ihre Patienten aus. Gerade in der freien Praxis kann man nach einer gewissen Zeit feststellen, daß sich das Patientengut unbewußt so aussortiert, daß man vorwiegend nur noch Patienten hat, die einem liegen. Diese Selektion zeigt sehr eindrucksvoll, welch wesentlichen Anteil emotionale Beziehungsresonanzen für eine Behandlung haben, und wir sollten uns bewußt dazu bekennen. Wir sollten durchaus den Mut haben, uns einzugestehen, daß wir nicht an alle Patienten gefühlsmäßig herankommen können, und es ist gut, wenn wir als Behandler den Kreis von Patienten an uns ziehen, vom dem unsere persönliche Ausstrahlung reflektiert aufgenommen wird, und als suggestive Stimulation der Behandlung zu Gute kommt. Wir sollten uns dann aber auch nicht zurückhalten, uns mit unserer ganzen Persönlichkeit zum Patienten einzubringen.

Allerdings sollten wie auch nicht verkennen, daß der Patient in seinem geschwächten Zustand u. U. besonders suggestibel sein kann. In einer persönlichen Behandlungssituation, die in der Lösungstherapie immer gegeben ist, kann die suggestive Aufnahmebereitschaft des Patienten verstärkt sein. Es fordert daher ein selbstverständliches Verantwortungsbewußtsein vom Behandler, diesen Zustand nur zur Behandlungsinformation zu nutzen und in keiner Weise für Bereiche, die außerhalb der Therapie liegen, in Anspruch zu nehmen. Dazu gehört auch, daß wir als Behandler verantwortlich und selbstkritisch darauf bedacht sind, den Patienten weder zu stark zu passivieren noch in ein Abhängigkeitsverhältnis zu bringen.

Unabhängig von der unterstützenden Suggestiv-Wirkung beim jeweiligen Behandlungsablauf braucht ein Patient in seiner geschwächten Körperverfassung im besonderem Zeichen und Stützen, die ihm in seiner Gesamtpersönlichkeit Auftrieb geben, als innere Voraussetzung, eigene Kräfte zu mobilisieren. Echte Anteilnahme und überzeugend und ausdauernd ausgedrückte Erfolgserwartung vom Behandler sind wesentliche Hilfen für eine Stabilisierung der inneren Verfassung des Patienten und damit suggestive Unterstützung für einen Gesundungsprozeß.

Gesundung ist letztenendes immer verbunden mit Eigenleistung. Therapie heißt, den Patienten ein Stück begleiten, sich mit ihm solidarisch zu fühlen und mit ihm gemeinsame Behandlungsschritte zu unternehmen, um Einsichten und Möglichkeiten für eine Regenerierung in ihm zu wecken. Gesundung umfaßt in ihrer vollen Auswirkung aber immer auch den ganzen Menschen in seiner psycho-physischen Einheit. Jede symptomatische Behandlung, d. h. Verbesserung oder Veränderung in irgendeinem Körperbereich muß sich einordnend dem Ganzen anfügen. Alles, was wir im therapeutischen Sinne an jemand tun, sollte dazu beitragen, das Gleichgewichtsverhältnis von entgegenwirkenden Kräften zwischen Spannung und Entspannung anzunähern. Auch geschwächte oder eingeschränkte Bewegungsfunktionen sind mit ihrer noch bestehenden Kraft Teil des Ganzen und stützen die Balance der Körpersymmetrie zwischen rechts und links, zwischen oben und unten, zwischen vorne und hinten, zwischen innen und außen. Als Behandler können wir unseren Patienten nur helfen, diese Zusammenhänge in sich zu entdecken und Wege zu finden, dem Ganzheitsbild ihres Körpers näher zu kommen. In der Lösungstherapie wird diese ganzheitliche Behandlungssicht angestrebt.

Literatur

EHRENBERG, H.: «Krankengymnastische Techniken der Atemtherapie» in Cotta, HEIPERTZ, HÜTER-BECKER, ROMPE (Hrsg.) Krankengymnastik, Taschenlehrbuch, Band 1, 2. Auflage, G. Thieme Verlag, Stuttgart, 1985.

EHRENBERG, H.: «Über die Lösungs- und Atemtherapie von A. SCHAARSCHUCH, Z. Krankengymnastik, 22, 169–170 (1970).

GINDLER, E.: «Die Gymnastik des Berufsmenschen», Z. Gymnastik, 1, 82–89 (1926).

KOEPCHEN, H. P.: «Atmung» S. 223 in GAUER, KRAMER, JUNG (Hrsg), Physiologie des Menschen, Band 6, Verlag Urban und Schwarzenberg, 1972.

RUMBERGER, E.: «Über den Muskeltonus», Z. Krankengymnastik, 22, 170–175 (1970).

RUMBERGER, E.: «Zur Regulation der Atmung» Z. Krankengymnastik, 23, 201 bis 207 (1971).

RUMBERGER, E. «Atmung» S. 242 in Cotta, HEIPERTZ, HÜTER-BECKER, ROMPE (Hrsg.) «Krankengymnastik» Taschenlehrbuch, Band 4, G. Thieme Verlag, 1981.

RUMBERGER, E.: Mündliche Mitteilung, 1984.

SCHAARSCHUCH, A.: «Der atmende Mensch», 4. Auflage, Turm Verlag, Bietigheim 1979.

SCHWEIZER, M.: Der Suggestiv-Faktor in der krankengymnastischen Behandlung/Z. Krankengymnastik 12/1981

STOCKVIS, B./WIESENHÜTER E.: «Der Mensch in der Entspannung», Stuttgart, 1963 (nicht die Neuauflage).

SPAZIER, D.: «Grundsätzliches zur Begegnungsstruktur Behandler/Patient», Z. Krankengymnastik 8/1970.

VAITL, D.: «Entspannungstechniken», 8. Kapitel in PONGERTZ, L. (Hrsg.) Handbuch der Psychologie 1. Halbband 1978.

Aus der Praxis – für die Praxis

Denn auch wer helfen will, braucht Hilfe von kompetenter Seite: Die »Fachbuchreihe Krankengymnastik« mit 39 Titeln gehört dazu

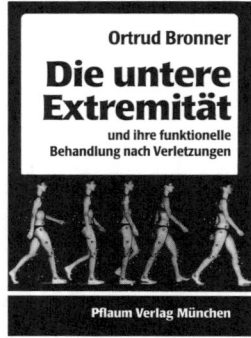
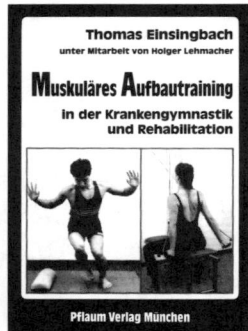
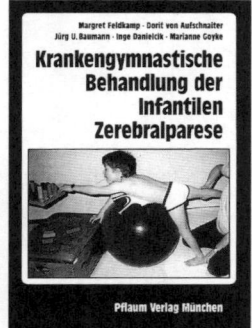

In der modernen Medizin nimmt die Krankengymnastik einen immer größeren Stellenwert ein

Gegen Vorlage einer Bescheinigung erhalten Schüler und Studenten 50% und Praktikanten 25% Rabatt.

Dabei spielen die Physikalische Therapie und die Bewegungstherapie eine zentrale Rolle im Bereich der Prävention und Rehabilitation.

Berufsbegleitend verfolgt die Zeitschrift KRANKENGYMNASTIK seit über 40 Jahren richtungweisend die Entwicklung in diesen Fachbereichen und berichtet darüber umfassend und praxisnah.

Sichern Sie sich deshalb Ihren Vorsprung an Wissen und Information durch ein Abonnement dieser Zeitschrift.

Zum Kennenlernen schicken wir Ihnen gerne ein kostenloses Probeheft zu!

Pflaum Verlag 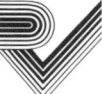 München

Richard Pflaum Verlag GmbH & Co. KG
München · Bad Kissingen
Berlin · Düsseldorf · Heidelberg

Pflaum Buchverlag, Vertrieb · Postfach 19 07 37
8000 München 19 · Telefon (089) 126 07-0
Telefax (089) 126 07-200

FACHBUCHREIHE KRANKENGYMNASTIK
Physikalische Therapie – Prävention – Rehabilitation
Eine Auswahl

Wolfgang Arendt
Sportschäden, Sportverletzungen der Muskeln, Sehnen und Bänder
Ein Handbuch für das therapeutische Team
222 Seiten mit 16 Abb., kart.,
ISBN 3-7905-0581-1

Ortrud Bronner
Der Ellbogen und seine funktionelle Behandlung nach Verletzungen
128 Seiten mit 150 Abb., kart.,
ISBN 3-7905-0553-6

Ortrud Bronner / Eleonora Gregor
Die Schulter und ihre funktionelle Behandlung nach Verletzungen und bei rheumatischen Erkrankungen
188 Seiten mit 130 Fotos, kart.,
ISBN 3-7905-0488-2

Ortrud Bronner
Die untere Extremität und ihre funktionelle Behandlung nach Verletzungen und Erkrankungen
264 Seiten mit 156 Abb., kart.,
ISBN 3-7905-0645-1

Rodolfo Castillo Morales unter Mitarbeit von J. J. Brondo und Barbara Haberstock
Orofaziale Regulationstherapie
192 Seiten mit 205 Abb., kart.,
ISBN 3-7905-0575-7

Thomas Einsingbach
Muskuläres Aufbautraining in der Krankengymnastik und Rehabilitation
158 Seiten mit 132 Abb., kart.,
ISBN 3-7905-0574-9

Thomas Einsingbach
PNF in Orthopädie und Traumatologie auf der Grundlage der Trainingslehre
110 Seiten mit 90 Abb., kart.,
ISBN 3-7905-0532-3

Margret Feldkamp u. a.
Krankengymnastische Behandlung der Infantilen Zerebralparese
4., neubearbeitete Auflage, Neuausgabe
275 Seiten mit 249 Abb., kart.,
ISBN 3-7905-0547-1

Otto Gillert
Elektrotherapie
2., verbesserte und ergänzte Auflage,
276 Seiten mit 170 Abb., kart.,
ISBN 3-7905-0372-0

Otto Gillert / Walther Rulffs
Hydrotherapie und Balneotherapie in Theorie und Praxis
11., völlig neu überarbeitete Auflage,
Neuausgabe, 265 Seiten mit 83 Abb., kart.,
ISBN 3-7905-0586-2

Beatrice Göhler
PNF und Alltag
Rein in den Rahmen – ran an den Schmerz
191 Seiten mit 194 Abb., kart.,
ISBN 3-7905-0635-4

Gertrud Röttger
Sensomotorische Erlebnisspiele mit der Holzspielbahn
Zur ganzheitlichen Entwicklungsförderung des Kleinkindes
192 Seiten mit 325 Abb., kart.,
ISBN 3-7905-0592-7

Mia Schmidt
» . . . und fühle mich so jung dabei«
15 Jahre Gymnastik mit Senioren
Erfahrungen, Anleitungen
125 Seiten mit 67 Abb., kart.,
ISBN 3-7905-0616-8

Anneliese tum Suden-Weickmann (HG.)
Physiotherapie in der Geriatrie
Grundlagen und Praxis
311 Seiten mit 96 Abb., kart.,
ISBN 3-7905-0618-4

Werner Wenk
Der Schlingentisch
– in Praxis und Unterricht –
212 Seiten mit 247 Abb., kart.,
ISBN 3-7905-0552-8

Bitte fordern Sie
den Prospekt
der vollständigen
Reihe an.

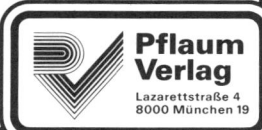

Pflaum Verlag
Lazarettstraße 4
8000 München 19

Geriatrie in der
»Fachbuchreihe Krankengymnastik«

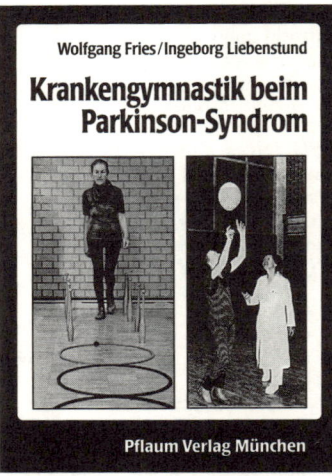

240 Seiten, 134 Abbildungen, kart.
ISBN 3-7905-0605-2

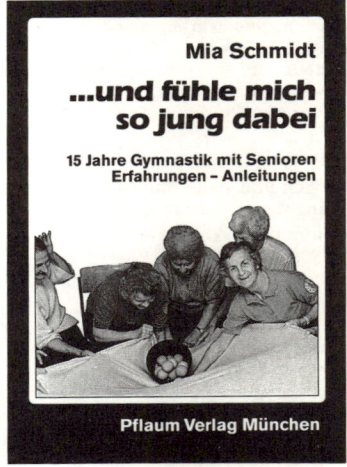

125 Seiten, 67 Abbildungen, kart.
ISBN 3-7905-0616-8

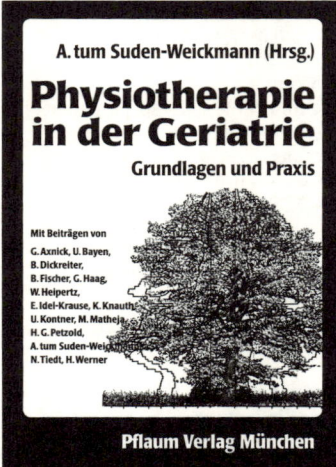

Der Anteil älterer Menschen in der Bevölkerung wird in den nächsten Jahren weiter anwachsen. Diese Entwicklung stellt für die Physiotherapie eine große Herausforderung dar. Namhafte Fachleute des gesamten therapeutischen Teams liefern in diesem Buch theoretische Grundlagen und praktische Richtlinien für die Rehabilitation, Remobilisation, aber auch für die Bewahrung von Leistungsfähigkeit und Lebensqualität speziell älterer Menschen.

311 Seiten, 96 Abbildungen, kart.,
ISBN 3-7905-0618-4

Pflaum Verlag
Richard Pflaum Verlag GmbH & Co. KG
München · Bad Kissingen
Berlin · Düsseldorf · Heidelberg

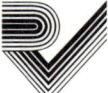

München
Pflaum Buchverlag, Vertrieb · Postfach 19 07 37
8000 München 19 · Telefon (089) 126 07-0
Telefax (089) 126 07-200